走进安宁疗护

用心陪伴 尊重生命

丛书主编

肖亚洲
谌永毅
朱丽辉
向 华

主编

谌永毅
于 从

副主编

秦月兰
成琴琴
李伟玲
陈 婵

人民卫生出版社

·北 京·

图书在版编目（CIP）数据

走进安宁疗护 ：用心陪伴　尊重生命 / 谌永毅，于从主编. -- 北京 ：人民卫生出版社，2025. 11.
ISBN 978-7-117-38977-8
Ⅰ. R48-49
中国国家版本馆 CIP 数据核字第 2025M8E840 号

走进安宁疗护：用心陪伴　尊重生命
Zoujin Anning Liaohu: Yongxin Peiban Zunzhong Shengming

主　　编　谌永毅　于　从
出版发行　人民卫生出版社（中继线 010-59780011）
地　　址　北京市朝阳区潘家园南里 19 号
邮　　编　100021
E - mail　pmph @ pmph.com
购书热线　010-59787592　010-59787584　010-65264830
印　　刷　北京华联印刷有限公司
经　　销　新华书店
开　　本　889 × 1194　1/32　　印张：7.5
字　　数　156 千字
版　　次　2025 年 11 月第 1 版
印　　次　2025 年 12 月第 1 次印刷
标准书号　ISBN 978-7-117-38977-8
定　　价　62.00 元

打击盗版举报电话　010-59787491　E- mail　WQ @ pmph.com
质量问题联系电话　010-59787234　E- mail　zhiliang @ pmph.com
数字融合服务电话　4001118166　E- mail　zengzhi @ pmph.com

陪伴是最深的安慰

尊重是最美的告别

安宁疗护，不是结束

而是用爱守护生命最后的尊严与光亮

翻开这本书

让我们学会好好相伴、好好告别

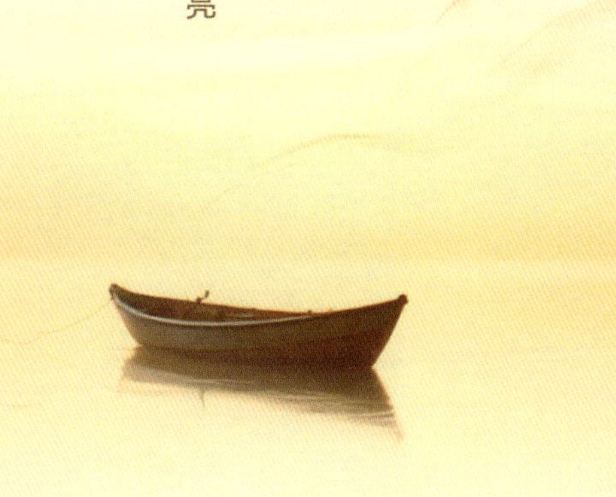

编者 按姓氏拼音排序

谌永毅 湖南省肿瘤医院

陈　婵 湖南师范大学

陈　岭 湖南师范大学

成琴琴 湖南省肿瘤医院

谷　梅 湖南省肿瘤医院

郭俊晨 湖南省肿瘤医院

贺晓华 湘雅二医院

黄　聪 湖南省肿瘤医院

焦迎春 湖南省肿瘤医院

李金花 湖南省肿瘤医院

李伟玲 湖南省肿瘤医院

廖美双 湖南省肿瘤医院

刘　英 湖南省肿瘤医院

刘翔宇 湖南省肿瘤医院

彭　维 湖南省肿瘤医院

秦月兰 湖南省肿瘤医院

宋彩云 湖南省肿瘤医院

谭　蕾 湖南省肿瘤医院

王佳丽 湖南省肿瘤医院

颜逸霞 湖南省肿瘤医院

杨秋红 湖南省肿瘤医院

于　从 深圳市第二人民医院

袁玉莲 湖南省肿瘤医院

张岸辉 湖南省肿瘤医院

绘　图 陈　岭　黄叶萱

前　言

安宁疗护是一项立足全生命周期的健康管理事业，着眼于终末期患者及其家属的全方位需求，通过多学科协作模式提供综合性照护，涵盖疼痛及症状控制、舒适照护、心理精神支持、社会关怀等方面。作为现代医学和社会文明进步的重要体现，安宁疗护不仅是关爱生命的质量，更是对人类尊严与情感的深刻敬意。它既是推进社会民生福祉的迫切需要，也是积极应对人口老龄化、优化生命质量的重要举措。

安宁疗护倡导通过家属参与，协同医疗团队为患者提供有尊严的晚期照护。通过有效缓解身体、心理、社会、精神等多重困扰，帮助患者和家属战胜面对死亡的痛苦，平静迎接生命的终章。本书将以通俗易懂、亲切生动的语言，从家属的视角深入诠释安宁疗护的核心理念与实践，旨在帮助家属全面了解安宁疗护知识，提升照护技能，为患者生命的优雅落幕提供专业支持，让家属在这段艰难的旅程中不再迷茫，获得内心的平静与安宁。

全书共分为八个部分，内容紧密结合安宁疗护患者的照护需要，涵盖家属照护的各个方面，突出实用性、系统性和可操作性。在症状管理、舒适照护方面，详细介绍了如何通过科学的医疗手段缓解患者的生理痛苦，为他们带来最大的舒适感受。在心灵抚慰方面，通过关注患者的心理和精神需求，通过倾听、陪伴和支持，帮助患者面对恐惧与孤独，找到内心的宁静。在社会支持方面，分析了家庭、社区和社会力量如何协同作用，为患者及其家属提供强有力的情感和实际支持。针对家属的自我关怀，本书也提供了实用的方法，帮助他们在高压环境中保持身心健康，持续为患者提供高质量的照护服务。本书还独辟章节，阐述了中医护理在安宁疗护中的独特优势。通过中医药、针灸、推拿等传统疗法，帮助患者在生命的最后阶段获得身体与精神的双重舒缓。此外，本书还融入了许多案例和故事，让读者能够更加直观地感受到安宁疗护的力量和温暖。这些故事不仅展示了患者和家属之间的深厚情感，也传递了对于生命和死亡的深刻思考。

我们衷心希望本书能为安宁疗护家属提供照护指导，从而满足人民群众日益增长的安宁疗护服务需求。由于编写时间紧、任务重，难免有不足之处，敬请广大读者指正，以便进一步修正完善。

谌永毅　于从

2025 年 11 月

目录

001 安宁疗护，优雅告别

了解生命的终点

003 生命的落幕是自然归宿
003 死亡的意义
004 识别临终状态

安宁疗护的概念与作用

006 什么是安宁疗护
007 安宁疗护能给患者带来什么
010 安宁疗护能给家属带来什么

如何获得安宁疗护

012 安宁疗护的时机
012 安宁疗护团队
015 安宁疗护场所
018 安宁疗护获取途径

019 预先准备，安宁相伴

正面哀伤 共同呵护

020 接受心灵冲击

倾听心声 携手同行

024 与患者沟通
028 与家庭其他成员沟通
030 与专业人员沟通

预立计划 不留遗憾

033 生前预嘱
039 订立遗嘱
041 完成心愿

043 症状管理，舒缓痛苦

疼痛

044 疼痛的原因

045 疼痛的观察

048 疼痛的照护

呼吸困难

057 呼吸困难的原因

057 呼吸困难的观察

059 呼吸困难的照护

衰弱

068 衰弱的原因

069 衰弱的观察

069 衰弱的照护

腹胀

077 腹胀的原因

078 腹胀的观察

079 腹胀的照护

谵妄

081 谵妄的原因

082 谵妄的观察

083 谵妄的照护

水肿

088 水肿的原因

088 水肿的观察

090 水肿的护理

恶心与呕吐

093 恶心与呕吐的原因

095 恶心与呕吐的观察

096 恶心与呕吐的照护

100 舒适照护，轻松与安宁

营造温馨环境

101 舒适环境
103 适宜的温湿度
105 舒适安全的床及床边环境
107 柔和的光线

口腔清洁

108 口腔舒适及清洁
109 口腔清洁用品的选择
110 口腔清洁的步骤
112 口腔常见问题的处理

身体舒适

114 身体的清洁
120 卧位的选择
122 体位的转换
127 活动用具的选择

营养支持

133 食物的选择
135 协助进食和饮水
137 安慰性进食

138 心灵抚慰，为爱前行

陪伴与倾听

140 怎样做到高效陪伴
140 怎样做到高效倾听
141 怎样做到深层信任
142 避免常见的误区

接纳

144 接纳的关键要素
144 自我接纳的方法

家庭会议

147 前期准备
149 家庭会议开展
152 后续跟进
153 注意事项

生命回顾

155 前期准备
156 引导回顾
157 深入探讨
157 总结记录
158 后续跟进
159 注意事项

162 社会支持，资源整合

社会支持网络的建立

163 联系社区资源和志愿者组织

164 寻求专业社工和心理咨询师的帮助

165 网络社会支持

葬礼和后事的安排

167 葬礼习俗

169 处理丧亲之痛和后事细节

173 自我关怀，拥抱自己

识别压力，呵护自我

174 压力的来源

175 压力的影响

176 家属自我关怀的益处

积极心态，健康生活

179 合理饮食

182 睡眠减压

183 运动减压

185 芳香疗法

187 情绪减压

193 用药指导

维系社交，建立桥梁

196 亲友支持

197 同伴支持

199 喘息服务

逝者已矣，生者如斯

202 接纳哀伤

204 安抚哀伤

207 重拾生活

211 中医技术，护航安宁

中医技术与安宁疗护

213 常用中医技术

216 中医心理疗法

217 中国传统运动疗法

安宁疗护患者常见症状的中医照护

218 疲劳与体力不支的中医照护

220 压力与焦虑的中医照护

222 失眠问题的中医照护

安宁疗护，优雅告别

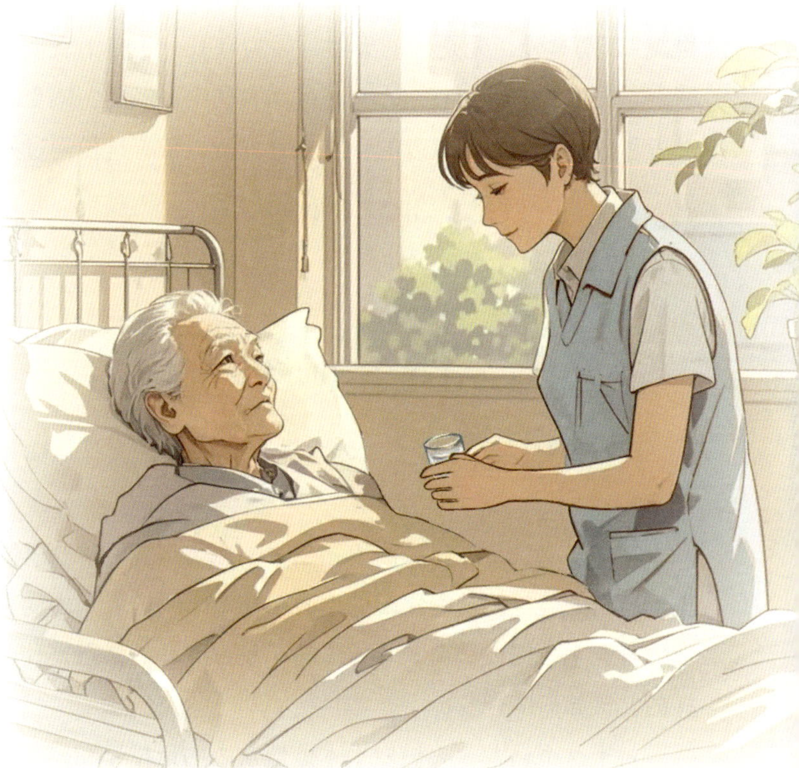

身患晚期胰腺癌的父亲安详地离开了，儿子小李虽然很伤心、不舍，但在陪伴父亲最后的时光，他感受到医护人员关怀的力量。后来，作为安宁疗护志愿者，小李每个月都会利用休息时间到安宁疗护病区陪伴临终患者，鼓舞家属，帮助家属照顾即将离世的亲人。他说："世界以痛吻我，我要报之以歌，让爱传递。如果哀伤能被看见，它就愈合得更快"。哀伤是爱，爱是人的天性，因为有爱，才有了哀伤。请小心呵护您的爱和哀伤，并在爱和哀伤中去经历、感受、思考和成长。人们汲取爱的营养滋养自身，带着这份爱过好每一天，不负所爱，不负人生。

了解生命的终点

我们小时候或许问过父母这样一个问题，人是从哪里来的？

父母要么说是从胳肢窝里钻出来的，要么说是从肚脐眼里蹦出来的等等。随着年龄的增长，才渐渐明白人是由受精卵发育而来。但人们似乎从未认真了解过生命的终点是什么样的？该如何度过？

对于这个话题，人们似乎本能地从心底里排斥和反感。因为这种排斥和反感使得生命的终点——每个人生命旅程中必然要达到的一站，成了知识储备的盲区。只有当人们认真了解生命的终点，才能更好地度过一生。

生命的落幕是自然归宿

生命犹如秋叶一般，转瞬之间，悄然飘落，化为泥土。人都有离开世界的那一天，何时、用什么方式结束这一生是无法预测，也无法预料的。唯一知道的就是这一天肯定会到来，甚至可能随时会到来。生命的过程是从无到有，然后从有到无。每个人都是如此，生是偶然，死是必然。从生命的本质来看，生与死都是再自然不过的事情，当一个人有了超脱生死的人生态度，才能更从容地活好当下的每分每秒，珍惜身边的亲人与朋友。

死亡的意义

死亡伴随着生命而来，是人的最终归宿，是人生必经的结局，更是人生的一部分。当人们意识到必然死亡的结局时，就会对之前的人生进行思考，思考生命的意义。

对于人类而言，死亡促使人类在物质方面进步和在精神文明与科学方面发展。为了延缓死亡，人类不断改善居住条件，不断推进衣食住行等各个领域的进步。

对于家庭而言，死亡的意义在于加深了家庭成员之间的情感联系和记忆。家人的离世让其他家庭成员更加珍惜彼此之间的相处时光，回忆共同度过的美好岁月。同时，离世者的精神和遗产也会成为家庭成员之间传承和纪念的重要纽带，激励着后代继续前行，延续家族的传统和荣耀。

对于个人而言，死亡提醒人们生命的有限性和脆弱性，促使人们更加珍视当下的生活，勇敢追求梦想和目标。死亡的存在，让人们意识到每一天都是宝贵的，不能虚度光阴。它激励人们在有限的生命里不断挑战自我，实现自我价值，留下属于自己的独特印记。

识别临终状态

生命走到尽头时，即生命的最后几小时到几天，与生命的其他阶段大不相同。死亡不再是一个抽象的概念，人的身体机能逐步停止运转，并开始遵循不同于以往的规则。

1. 呼吸混乱

(1) 呼吸急促或呼吸困难：呼吸频率通常大于 20 次 / 分。为跟上呼吸的节奏，患者颈部或胸部的肌肉可能出现明显紧张。

(2) 呼吸暂停：是指呼吸之间的长时间停顿。停顿的时间可能持续 20 秒或更长，经常让人怀疑患者是否已经离去。

(3) 下巴低垂：下颌，也就是下腭，会下垂并随着呼吸而移动。

(4) 死亡咆哮：是指呼吸时出现口腔分泌物残留的声音，是喉咙后部的唾液池在呼吸时发出了“嘎嘎”的声音。这种声音可能会让周围的人感到不安，但临终者并不会感觉不适。出现这种声音意味着患者身上有意识和无意识的反射行为都不再起作用了。临终者发出这种声音时并不代表其呼吸困难。

2. 谵妄 当患者的身体机能逐渐停止运转时，其神经系统功能，包括思维能力也会逐渐降低。简单来说，谵妄会导致患者不能正确认知现实的时间和地点。谵妄症状通常间歇出现，患者前一秒还思维清晰，下一秒可能就回到了过去。患者会对着空气、衣服或床单指指点点，或者对不存在的东西手舞足蹈，身体躁动不安，容易跌倒。

3. 回光返照 少数即将离世的患者，在离世前几天或前几个小时，突然可以和家属正常聊天或自己穿衣、吃饭。有些患者在谵妄或昏迷几天后，可能会自发地清醒过来，能叫出每个人的名字，可以连贯地对话，处于完全清醒状态，但最终却如同昙花一现般逝去，这就是回光返照。回光返照可以看作是身体最后一次“奋力挣扎”，是临终者的身体在面临死亡时，全身各器官向大脑传递一个即将死亡的信号，为了让机体迅速运转起来、远离死亡的威胁，大脑会立刻进入工作状态，并向内分泌系统、免疫系统、交感神经系统发出“战斗信号”准备，如肾上腺激素分泌加速，使临终者的症状忽然减轻。同时，肾上腺髓质分泌的激素可以使心脏功能暂时增强，血压暂时上升，患者显得比平时更兴奋一些。回光返照者的意识清醒期往往不会持续很长间，家属要留意，珍惜这段相处的时光。

4. 脉搏时快时缓 随着身体机能逐渐停止运转，由心脏和血管组成的心血管系统也会逐渐衰弱。离心脏最远的脉搏点最先静默。如果把手放在临终者胸部或颈动脉（颈部两侧）上，可能会感觉到微弱的颤动。这时如果把手放在患者的手腕上，可能会找不到脉搏，或者感觉脉搏越来越微弱。

5. 无法进食 在临终阶段，身体的自我保护机制会使临终者拒绝进食。在这种情形下，无论是通过嘴、饲管等强行进食或通过静脉补充营养，对患者的帮助都不大。如果患者嘴唇因长时间没有饮水而干燥，可以用棉签蘸水帮助患者湿润嘴唇，减轻口渴和口干的感觉。

6. 皮肤斑点 在临终阶段，患者双手、双脚上的静脉会变得十分明显，形成蕾丝状斑纹，通常为蓝色或紫色，这表明血液流通不畅。随着血液循环减弱，手脚摸起来会很冰凉，口唇、指甲呈灰白色或青紫色，全身皮肤苍白、湿冷，肌肉无光泽、暗淡、松软、无弹性或有盗汗现象，受压部位皮肤出现淤血点。

安宁疗护的概念与作用

生如夏花般灿烂，死如秋叶般静美。如果生命的起点像朝霞一样绚烂，那么生命的终点也应该像晚霞一样瑰丽。人们该怎样安然地度过生命的最后时光？安宁疗护为人们积极主动地探究这些问题，使人们能以更加坦然、优雅的方式跨越生命的终点。

什么是安宁疗护

安宁疗护是指为疾病终末期或老年患者在临终前提供身体、心理、精神等方面的照料和人文关怀等服务。目的是通过安宁疗护团队的配合与协作，帮助患者减轻痛苦、提高生活质量，并为患者或家属提供心理、社会和精神上的支持，帮助患者舒适、安详、有尊严地离世，最终达到逝者安详，生者安宁。

值得注意的是，安宁疗护绝非放弃患者，也不是让患者被动地等待生命终结，而是选择另外一种缓解患者身体症状、提高患者舒适度以及为患者提供心理社会精神支持的治疗方式。

安宁疗护给子女创造尽孝的机会，让家庭成员感受到来自彼此的爱与关心，在有限的时间里帮助患者努力实现有可能实现的心愿，帮助家属顺利度过哀伤期。

安宁疗护能给患者带来什么

疾病给患者带来了身体、心理及生活等各方面的影响。安宁疗护能用专业方法帮助患者，提高生命质量，让患者更舒适、更有尊严地度过生命最后一程。安宁疗护对患者的作用主要体现在以下几个方面。

1. 舒缓症状 安宁疗护始终关注患者的感受，当患者出现疼痛、呼吸困难、腹胀、恶心呕吐等症状时，安宁疗护可以采用一些措施来降低以上症状给患者带来的不适，最大限度地缓解患者的痛苦。每个人对同一个症状的感受不同，安宁疗护团队会了解这些症状对患者的影响程度及其患者的感受，为患者应用适宜的缓解方法，控制症状，减轻因症状带来的不适。

2. 舒适照护 提高患者的舒适度是安宁疗护的核心内容。在安宁疗护过程中，舒适照护贯穿始终，体现在每个细

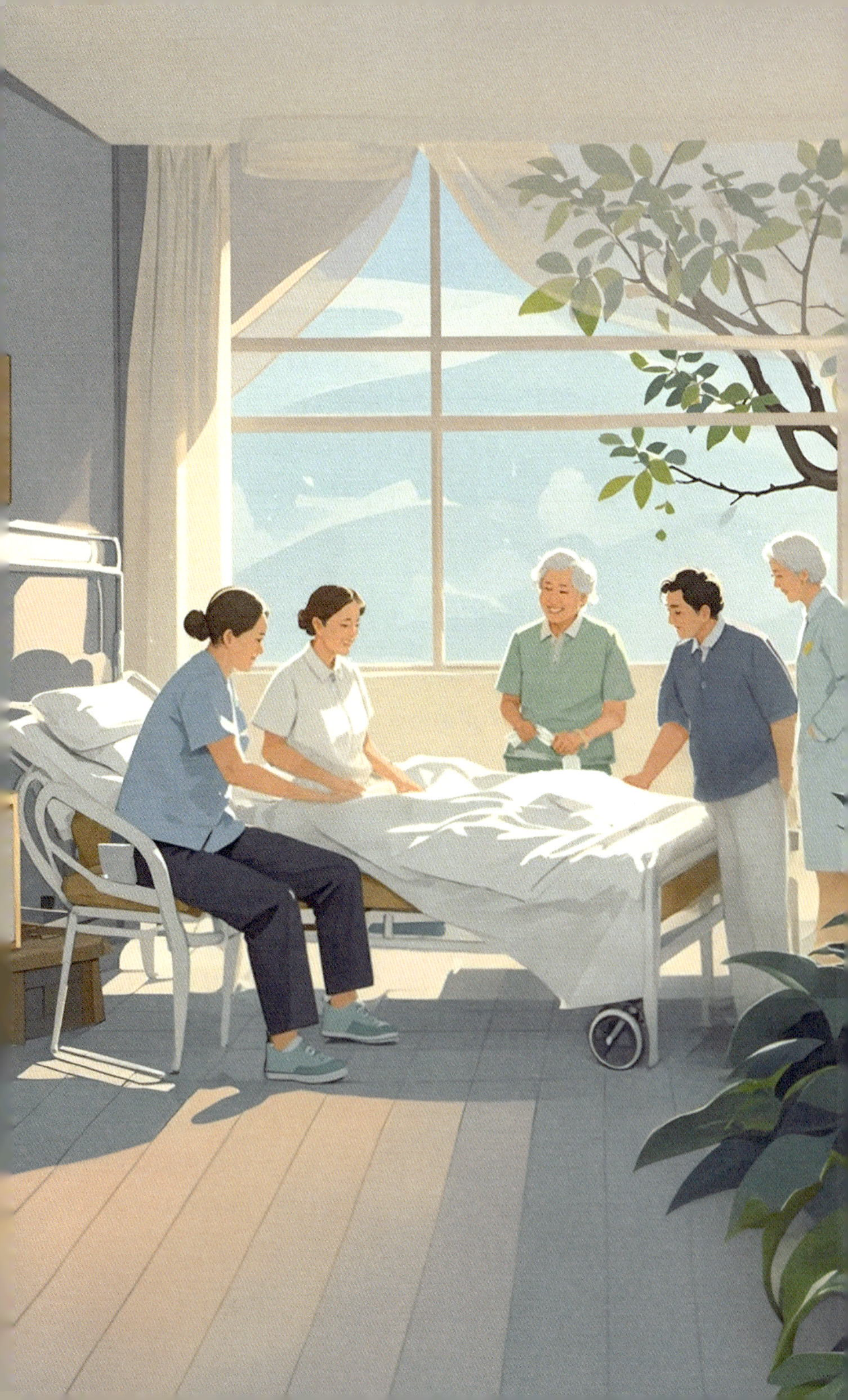

节中。舒适照护主要包括以下内容：提供温馨安全的环境，室内光线柔和，保持床单位平整、清洁、舒适，口腔、会阴清洁，床上洗头和擦浴，协助进食及饮水，排尿、排便护理，体位转换，轮椅与平车的使用等。

3. 心理支持 不断进展的病情会对患者的睡眠、饮食以及舒适性造成严重影响，使患者产生紧张、恐惧、抑郁等不良心理。陪伴与倾听、接纳、生命回顾等心理支持可减轻患者的不舒适感及心理压力，陪伴其安详走完生命的最后阶段，尽可能不留遗憾，让临终者善终，让在世者善生，让生命更有尊严。

4. 精神抚慰 安宁疗护的精神抚慰是以患者和家属为中心，以他们的需求为导向，把人看作有机统一的整体，运用安抚、慰藉等方式，为患者提供关怀与照顾，最大限度地消除或减轻患者的身心痛苦。安宁疗护强调尊重患者的意愿和尊严，尊重不同的个体价值观和文化背景。致力于使患者在生命的最后阶段获得尊重和关怀，并提供个性化的照护，满足他们的需求。

5. 社会支持 安宁疗护中的社会支持资源包含了患者亲友、社工、志愿者、国家政策、社会团体、各类基金会等。安宁疗护团队通过与患者及家属沟通交流，了解患者未被满足的需要、人际关系网络及想要实现的愿望，并帮助其实现，达到内心平和、精神健康的状态，患者能平静地离开人世。同时，鼓励亲朋好友多陪伴在患者身边，让患者的日常生活尽量舒适一些，并为患者选择不同的社会支持方式，指导其积极寻求社会支持，充分发挥社会支持的作用。

安宁疗护能给家属带来什么

对于家属来说，安宁疗护可提供支持和指导，帮助家庭成员应对情绪上的困惑和挑战，同时促进家庭成员之间的沟通与和谐。安宁疗护对家属的作用主要体现在以下几个方面。

1. 理解家属遇到的困难与情绪波动 安宁疗护团队理解家属在面对患者病情的过程中可能经历的情绪波动和困惑。安宁疗护团队可以组织多种形式的心理支持活动，如陪伴、安慰等，以缓解家属的心理压力。这些活动不仅为家属提供了表达情感的平台，还通过专业的心理干预，帮助家属更好地应对亲人离世的情感冲击，还可以为家属提供可获得的社区资源支持信息等。

2. 提升家属照顾患者的能力 安宁疗护团队根据家属的知识背景提供适宜的患者照顾技术，如日常生活起居照顾、营养的合理搭配、药物的服用、如何与患者沟通等，有条件的机构还可以开设患者家属培训班，赋能家属照顾技能。

3. 减轻家属的照顾负担 家属通常是患者的主要照顾者，长期、繁重的照顾压力以及缺乏专业照护知识容易使家属身心俱疲。安宁疗护团队也需要为家属提供心理支持、情感支持，缓解其照顾负担。

4. 帮助家属回归正常生活 安宁疗护团队能帮助家属在患者去世后逐步回归到正常生活中。安宁疗护团队为家属提供哀伤辅导和后续支持，帮助家属处理丧亲后的各种情感和社会关系问题。

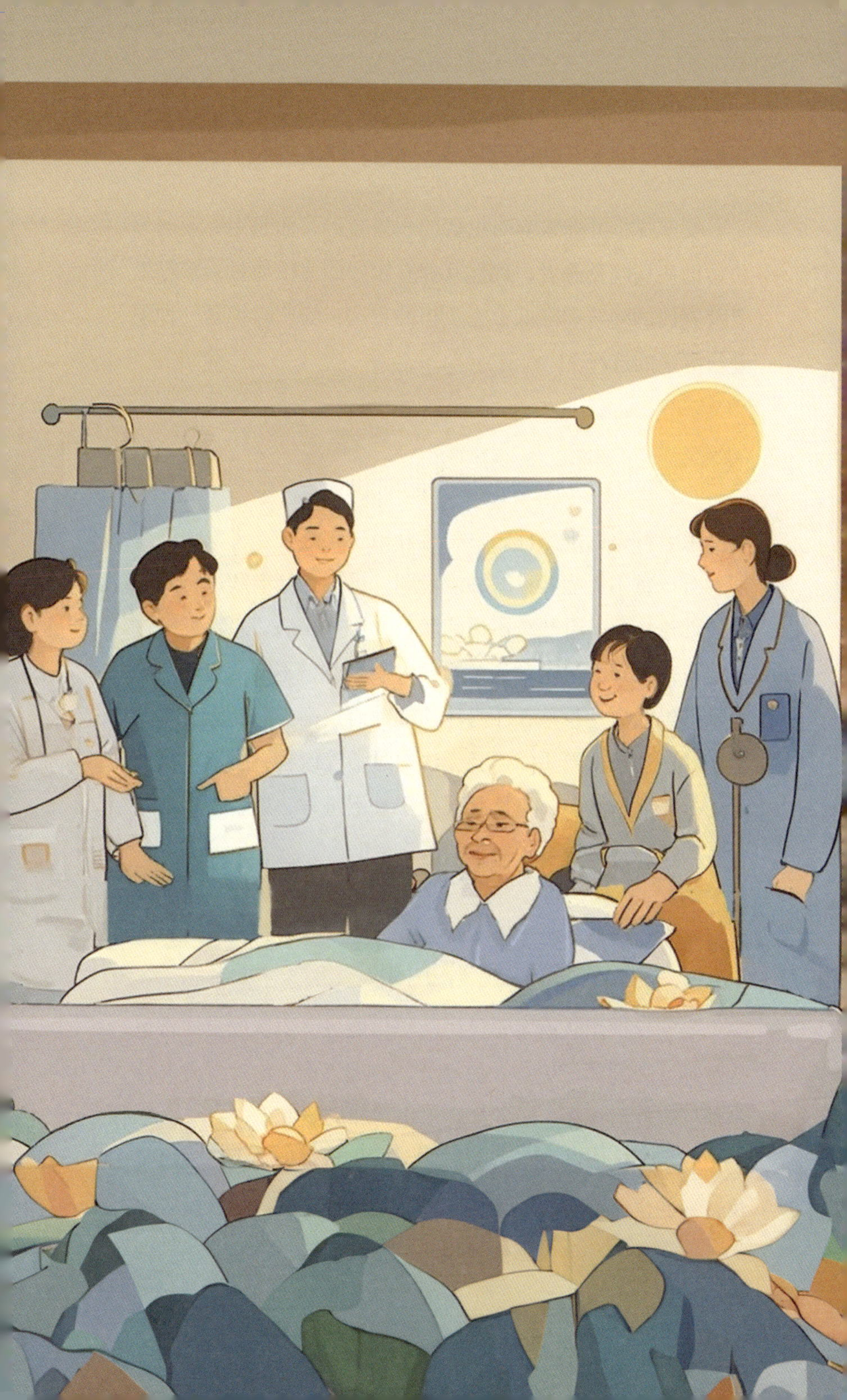

如何获得安宁疗护

安宁疗护并非放弃对患者的积极救治，而是用专业的方法帮助疾病晚期患者，确保其拥有较好的生活质量，减轻患者及家属的痛苦和降低家庭负担的方法，安宁疗护是一种关爱与舒缓的选择。

安宁疗护的时机

患者符合以下条件之一，可开始安宁疗护：①疾病终末期，有严重不适症状；②肿瘤晚期，患者拒绝继续进行肿瘤根治性诊疗，且有严重不适症状；③严重疾病，患者继续进行治愈性诊疗的风险和痛苦明显大于受益，不能承受并明确表示拒绝治愈性诊疗；④身体功能障碍、高龄、功能衰竭的患者，脏器功能严重障碍且无法通过治疗改善，生活质量低下，处于痛苦状态，身体状况处于衰竭进程，患者拒绝继续行常规治疗，寻求减轻痛苦的医疗帮助。

安宁疗护团队

安宁疗护团队由多学科团队提供服务，团队成员通常包括医师、药剂师、护士、护理员、心理咨询（治疗）师、营养师、康复治疗师、医务社会工作者和志愿者等。

安宁疗护团队成员各司其职。医生负责患者入院、出院及转诊的全流程管理；评估、预防及处理疼痛等症状；告知患者及家属关于患者的病情；并协助做好哀伤辅导；同时组织多学科团队合作制订照护计划，协助患者及其家属作出医疗决策等。

护士负责评估患者及其家属的生理、心理、精神和社会需求；配合医生开展患者的诊疗管理；协同安宁疗护团队其他成员制订照护计划并实施；促进患者舒适；协助患者及其家属作出医疗决策；给予患者及其家属情感和社会支持等。

药剂师负责为患者提供用药指导，加强麻醉药品使用监管，参与病房用药管理等。

护理员在护士的指导下，协助患者进行生活护理，协助患者进行康复训练。

心理咨询（治疗）师负责对患者及其家属进行心理评估并给予专业的干预、对安宁疗护团队其他成员给予心理支持。

营养师对患者进行营养评估，并根据结果制订个性化饮食方案；为患者及其家属提供营养健康教育和咨询；对患者的营养状况进行持续监测与追踪。

康复治疗师对患者进行康复功能评估，制订康复计划并实施，对患者进行康复宣教。

医务社会工作者为患者及其家属提供人文关怀，协调患者处理人际关系，帮助患者及其家属申请其他公共服务，如申请医疗保险、贫困经济补助等。

志愿者对患者及其家属进行需求评估，制订适当的志愿者服务计划并落实。

安宁疗护团队各成员齐心协作，不仅能为终末期患者提

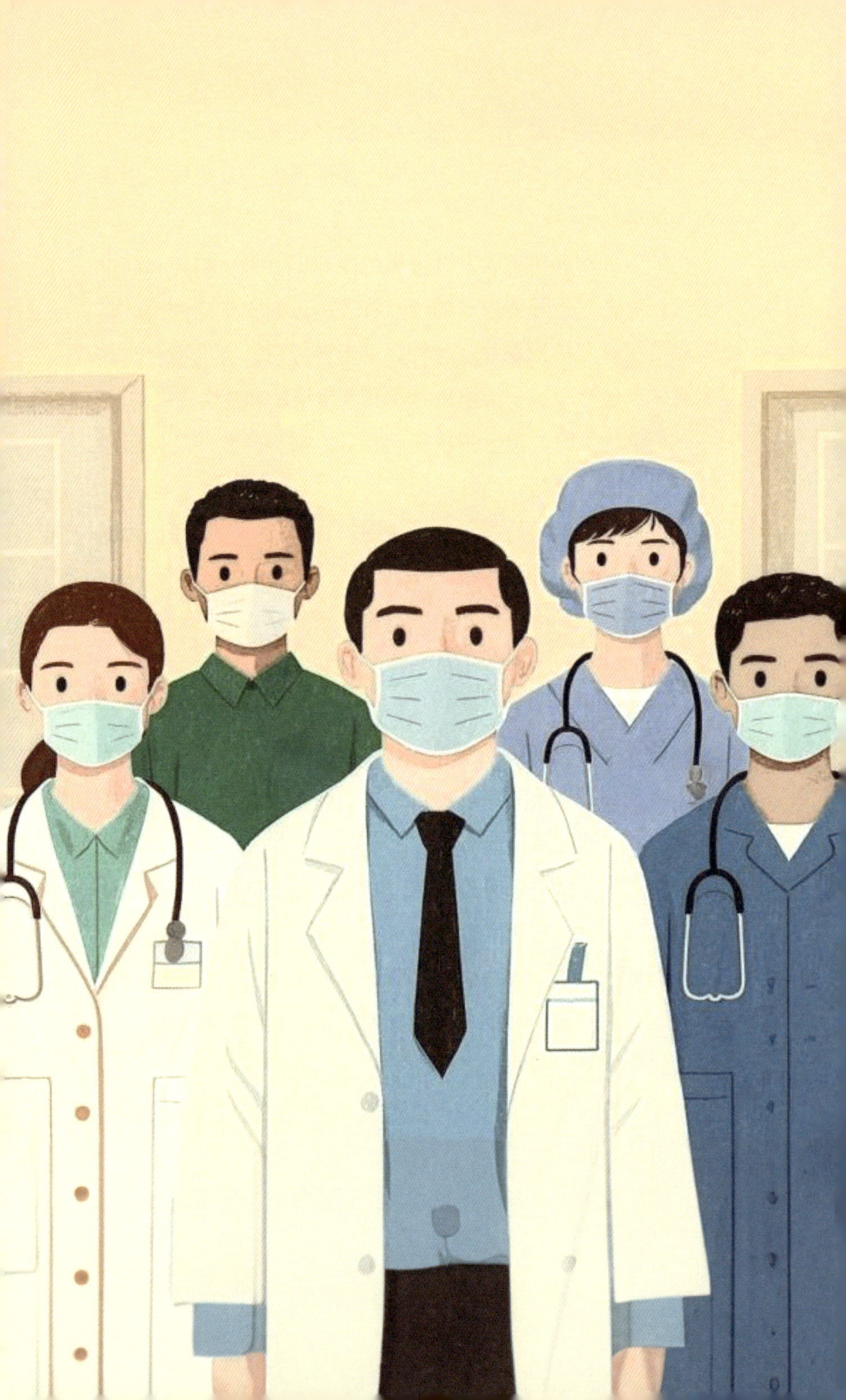

供常见不适症状（如疼痛、呼吸困难、便秘等）的控制，还能为患者及家属提供心理、社会以及精神的支持。

安宁疗护场所

1. 医院安宁疗护 适用于有难治性或复杂性的临床症状，而在其他照护场所无法满足其全方位照护需求的终末期患者。医院安宁疗护可以为终末期患者提供跨区域、专业的综合医疗服务。接受社区医院转诊，对下级医院进行业务技术指导，为患者转至社区医院或者居家照顾创造条件。医院安宁疗护具有以下特点。

(1) 医院安宁疗护为符合条件的患者提供相关诊疗服务。如缓解疼痛等难治性或复杂性临床症状；提供舒适护理、营养支持建议及方案；倾听、陪伴、抚慰患者及家属；提供悲伤辅导，舒缓压力；协助患者完成心愿及提供相关社会资源；开展丧亲护理，遗体护理等。

(2) 医疗设备完善：服务场所是在医院内部专门设置的安宁疗护病房或病区。这里医疗设施完备，如配备先进的医疗监测设备（心电监护仪和血氧监测仪等）、急救设备（除颤仪和呼吸机等）以及各种医疗护理用品。病房环境相对集中，便于医护人员进行集中管理和照护。

(3) 多学科医疗团队：包括各科室的医生（如肿瘤科医生和老年病科医生等）、护士、专业的社工、心理咨询师、营养师等。这些人员都是经过严格的专业培训，积累了丰富的临床经验，从不同角度照护患者与家属。

2. 社区安宁疗护 为终末期患者提供住院、门诊及居家模式相结合的安宁疗护服务。通过早期识别、积极评估、控制疼痛等方式，改善终末期患者的生命质量，维护患者尊严，缓解家属痛苦。社区安宁疗护具有以下特点。

(1) 满足民生需求：社区作为居民群体生活的基本单位，覆盖范围广，辐射到的服务对象多，社区卫生服务中心能够就近为终末期患者提供安宁疗护，满足其生理和心理需求，既符合中国传统“人道主义”，又满足终末期患者“落叶归根”的期望。

(2) 便民利民：对于居家不方便就医的患者来说，社区安宁疗护上门服务能提供及时、精准、便利的安宁疗护服务，最大限度地提高患者的生活品质及生命质量，使其能舒适、幸福、有尊严地走完人生最后的路。

(3) 有利于医疗资源的整合：实行双向转诊，将医疗机构与居家模式相结合，从而使患者得到系统规范的治疗与护理。同时，缓解大型医院资源紧张的压力，减少医疗费用，从而减少患者家庭经济的支出。

(4) 帮助患者回归社会：社区安宁疗护使患者在回归社会、回归家庭的氛围中获得专业照顾；增进患者与家属彼此之间的情感交流；体验生命价值，使患者在生命最后阶段生活得愉快安详。

3. 居家安宁疗护 居家安宁疗护是指在家庭环境下，为患者提供缓解症状、舒适护理等服务，帮助患者解除或者减轻生理、心理、社会和精神的痛苦，满足患者在家中接受照护和离世的愿望，使其能安详地度过人生的最后阶段，有尊严地辞世。同时，帮助家属减轻失去亲人的痛苦，积极地面对生活，提高患者及家属的生活质量。居家安宁疗护具有以下特点。

（1）心灵的港湾：居家安宁疗护最大的魅力就在于“自在地生活”。对于终末期患者来说，家是最向往的地方。亲人们可轮流照顾患者，邻居友人方便探视、慰问，可减少患者患病期间的孤独无助和失落感等，让患者获得更多的安慰与力量，患者带着温暖的亲情和挚爱，平静安详地离开这个世界，得到“善终”。

（2）熟悉的居所：居家安宁疗护可能需要对家里的环境进行适应性改造，为患者创造一个舒适、安全的家庭环境，如保持熟悉的布局，房间整洁，避免杂物和障碍物，有利于患者活动。确保有足够的空间和设施，方便家庭成员和医护人员进行照护。

（3）有力的支援：居家安宁疗护的主要照顾者是家人和朋友，家人能给予患者情感上的支持和安慰。在照护患者的同时，家属也需要照顾自己的健康，避免过度疲劳和精神压力。在照护患者的过程中，家属可能会感到无助和担忧，寻求必要的支持和心理辅导非常重要。家属可积极参与医院、社区开展的家属照护技能培训，学会照护患者的必要技能。在需要的时候，家属也可联系医院、社区提供上门服务或转诊。

安宁疗护获取途径

详细了解安宁疗护服务的类型、范围和所在地，以便选择适合的安宁疗护服务。可以通过以下几种方法来寻找合适的机构。

1. 向医疗专业人士咨询 咨询主治医生或其他医疗专业人士，询问他们对安宁疗护的了解和建议，他们可以提供就近安宁疗护服务机构的信息。

2. 通过医院、社区卫生服务中心的官方网站或微信公众号查询 查询有无安宁疗护相关宣传与讲座，参加相关讲座或者实地参观详细了解安宁疗护机构的具体情况。

3. 在线搜索 通过互联网搜索附近的安宁疗护服务机构。使用相关关键词，如“安宁疗护机构”“安宁疗护中心”“安宁疗护病房”“安宁疗护科”“终末关怀服务”等，来查找附近的资源。

4. 向社区组织咨询 与当地社区组织、社工或义工团体联系，咨询其是否了解附近的安宁疗护服务机构，以此获得有用的信息。

（李金花　杨秋红　于　从）

预先准备，安宁相伴

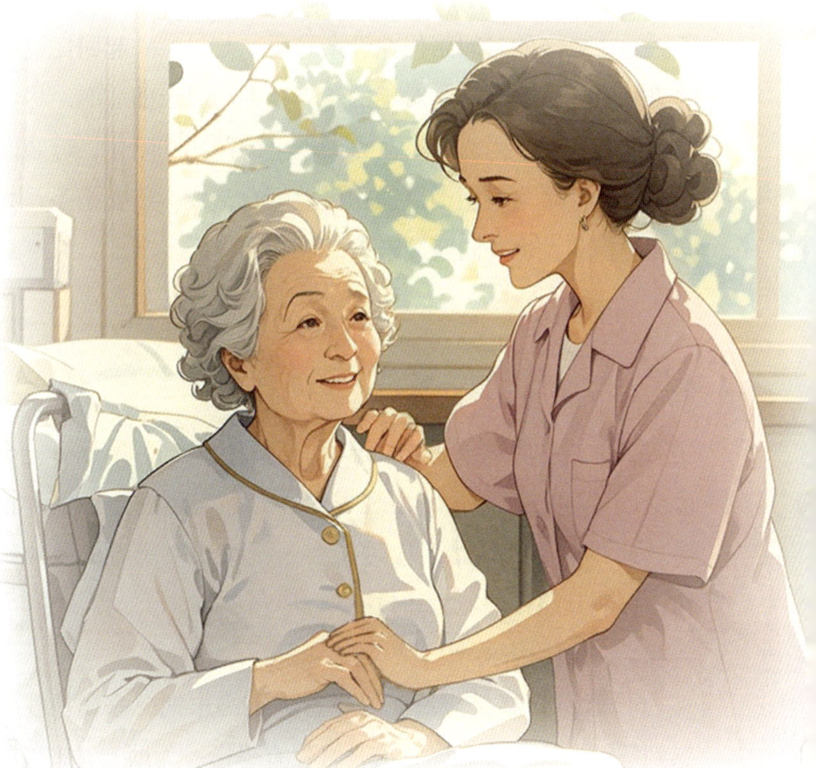

正面哀伤　共同呵护

医生告诉王丽，她的母亲病情日渐严重，已进入疾病终末期，目前的治疗手段已无效。这个消息让王丽感到震惊，难以接受母亲可能会离开自己的事实，但是她也知道，留给她与母亲相处的时间不多了，需要为即将来临的告别做准备。她花更多的时间陪伴在母亲身边，与母亲一起回忆过去的美好时光，感谢母亲对她的培养，询问母亲的心愿，尽可能帮助其实现。因为有王丽无微不至的照顾和陪伴，母亲内心充满了温暖与安慰，更加积极地配合治疗。母女携手，共同面对疾病，也共同迎接未来。

接受心灵冲击

当得知患者病情恶化甚至可能危及生命时，家属可能会遭受剧烈的心理冲击，出现震惊、悲痛、焦虑和恐惧等情绪。这些强烈的情绪反应可能会干扰家属对患者的照顾工作，影响其照顾的能力和效率。

1. 家属情绪类型

(1) 常见情绪反应：面对患者进入终末期，家属往往会感到震惊、麻木或难以置信，常伴有恐慌、无助。对患者的身体变化、难以控制的症状以及所经历的痛苦逐渐感到绝望。

(2) 否认与接受：有时家属难以接受患者已进入终末期，可能会否认正在发生的事实，难以承受现实状况。

（3）疏离感：家属可能会感到得不到外界的关心，感到在这段艰难时期缺乏他人的支持和理解。

（4）困惑与不解：家属可能会自问："为什么这件事会发生在我们身上？"对无法理解的现象产生困惑。

2. 应对方法

（1）接纳情绪反应：接纳这些情绪的存在是心理恢复的重要步骤。家属无须压抑这些情绪，而应当意识到这些情绪是正常的、自然的反应，允许自己有时间悲伤和调整。

（2）了解死亡的自然性：理解死亡是生命中不可或缺的一部分，能够帮助家属更平静地接受这一过程，减少不必要的焦虑和恐惧。

（3）调整治疗期望：终末期患者的治疗主要是缓解症状和提供舒适照护，而非治愈疾病。家属应适时调整自己对患者状况的期望，避免无谓的心理负担。

（4）珍惜每一刻：家属应珍惜与患者相伴的每一刻，用心享受彼此共度的时光，这样做能够帮助家属减少焦虑和内疚感。

（5）和患者一同面对：与患者一起面对死亡，可以让家属更好地处理即将到来的失落感，还能使患者的离世过程变得平和。

3. 需要寻求帮助的情况

（1）情绪持续失控或无法管理：如果家属长时间感到情绪低落、无望，甚至出现抑郁症状（如失眠、食欲变化、自责、无兴趣等），应尽早寻求心理医生或心理治疗师的帮助。

（2）无法正视患者的死亡：家属可能无法面对亲人即将

死亡的事实，表现出长期的否认态度。虽然，这种情绪反应在短期内是正常的，但如果长期处于否认中，可能导致无法做出必要的准备，甚至影响到日常生活。这可能意味着情感困扰过于严重，需要外部支持。

（3）自我隔离或暴力倾向：有些家属可能因情绪压抑导致自我隔离或暴力行为（如对他人或对自己发泄情绪）。这种情绪压抑和爆发式的行为需要及时的心理干预。

（4）健康问题的出现：家属如果因情感压力出现这些身体症状，表明心理状态已经影响到身体健康，应该考虑寻求心理咨询或医疗帮助。

倾听心声　携手同行

当身患绝症，生命即将走到终点，是选择在痛苦中延长生命，还是在安详中度过余生？

这是临终患者及其家属无法回避的沉重话题。阿威是一位身患肝癌的青年安宁疗护患者，他不止一次说自己想回家了，想回去看看自己一手打造的小家、想抱抱乖巧可爱的女儿、想尝尝妈妈新鲜出炉的拿手菜、想躺在家里柔软的大床上……面对被疾病折磨、日益憔悴的他，家人很无助，每个人的内心都在“继续住院治疗”还是“回家”之间不停纠结和拉锯。在安宁疗护团队的帮助下，阿威和家人们开了家庭会议，把各自内心的想法、顾虑、疑问都进行了充分沟通。让彼此认真倾听了对方的心声，让各自内心的真实想法被对方听到。

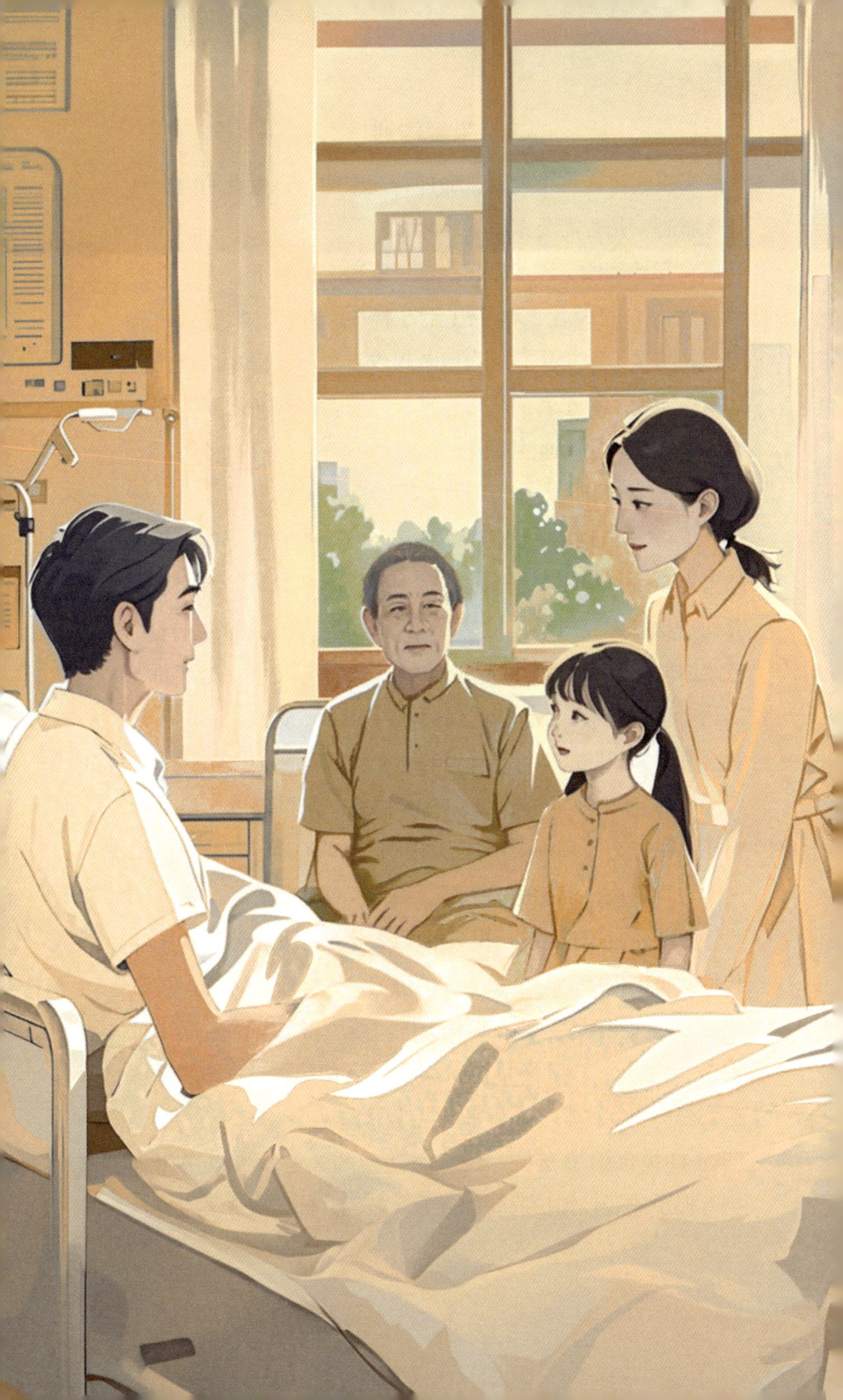

与患者沟通

当疾病进入终末期，生命即将迎来谢幕，患者的内心是什么状态，是否需要家属做些什么?

在开始这段特殊的陪伴之前，家属应当静下心来认真聆听患者内心的声音。尊重患者的个人意愿，了解患者的需求，共同做出照护决策，为患者提供有尊严和舒适的照护。那么，如何了解患者的需求?家属与患者的沟通需要特别注意哪些?以下是沟通的原则、方法、内容、技巧和注意事项。

1. 沟通原则

(1) 尊重与理解：询问患者对于治疗和照护的具体想法，如患者是否希望在家中度过最后时光，或者对某些治疗手段有何看法。避免对患者的感受或决定说“你不应该这样想”或“你做错了”。即使患者的想法比较偏激，也要保持尊重，表达对他的理解，比如说“理解你的想法”，避免使用“一切都会好起来的”这样可能让患者感觉不真实的安慰。

(2) 诚实但不残酷：提供真实信息，但也要考虑患者的情感承受能力。用患者能理解的语言解释病情，在告知病情时，可以强调目前能做的事情，而不仅仅是预后。

(3) 倾听且有耐心：积极倾听患者的意见和感受，关注他们所说的内容，通过点头或简短的口头回应(如“嗯”“我明白了”)，尽量不要打断或干扰。给患者足够的时间来处理信息，不要急于得到回应。如果患者情绪激动，给患者一些安静的空间，让其慢慢平复情绪。

(4) 提供情感支持：经常表达爱和关心，可以采用拥抱、握手或轻轻拍拍肩膀的方式。鼓励其他家庭成员也表达感情和支持，让患者感到被爱和被关心。

2. 沟通方法

(1) 开启对话：找一个安静的地点，确保不会被打扰。用平和的语气开启对话，如“能谈谈你的感受和想法吗”。

(2) 倾听为主：让患者主导对话，家属主要扮演倾听者的角色。避免打断患者，即使他们重复或偏离主题。

(3) 开放式问题：鼓励患者分享更多话题，如“你今天感觉怎么样”，避免封闭式问题，如“你害怕吗”，而是问“你有什么担心的事情吗”。

(4) 情感共鸣：表达理解和共鸣，如“我能理解你现在的感受”，避免否定患者的感受，如“别担心”或“一切都会好的”。

(5) 分享感受：适当的时候，家属也可以分享自己的感受，但要确保不会给患者增加负担，如“我也很担心，但我在这里支持你”。

(6) 提供信息：用简单易懂的语言提供关于病情和治疗的信息。避免使用医学术语。

(7) 鼓励决策：让患者参与到治疗和照护的决策中，如“关于接下来的治疗你有什么想法吗”。即使患者的选择与家属或医生的建议不同，也要尊重他们的决定。

(8) 非语言沟通：通过肢体语言，如拥抱、握手，来传达关心和支持。保持眼神接触，让患者感到被关注。

(9) 保持积极的态度：即使在困难的对话中，也要保持积极的态度。强调对患者生活中的支持，如家庭与组织的关爱。

(10) 寻求帮助：如果家属感到沟通困难，可以寻求专业心理咨询师或社会工作者的帮助。他们可以提供专业的沟通技巧和情感支持。

3. 沟通内容

(1)病情讨论：讨论患者的病情进展，包括目前的健康状况和未来的预后。交流治疗方案、副作用以及可能的治疗效果。询问患者疼痛和不适情况，讨论如何更好地管理这些症状。探讨疼痛缓解药物和其他缓解措施的使用。讨论患者对照护的期望，包括希望在哪些条件下接受治疗。探讨患者对安宁疗护的看法和偏好。

(2)照护计划：讨论患者的照护需求，包括日常生活的照顾和支持。确定谁来负责哪些护照任务，以及如何安排照护时间。探讨如何提高患者的生活质量，包括娱乐活动和社交活动。询问患者是否有继续从事或参与其喜欢的活动的愿望，如绘画、音乐或园艺。探讨如何帮助患者继续享受这些活动，或者参与其他活动。

(3)生活回顾：与患者一起回顾一生中的重要时刻和成就，讨论患者最自豪的事情，以及患者希望被记住的方式。鼓励患者记录或口述其生命故事，考虑制作视频、音频记录或书面文档，以保存患者的故事和智慧。通过回忆美好时光，增强患者的积极情绪。

(4)情感表达：鼓励患者表达对家人的爱和感激，以及对即将离去的担忧和恐惧。家属也可以表达自己的感受，但要确保这种表达不会给患者带来额外的压力。提供一个舒适的环境，让患者和家属可以互相表达感谢和道歉。这有助于促进心灵的和解。

（5）社交联系：讨论患者想要与哪些朋友和亲人保持联系，以及如何帮助其保持这些联系。考虑组织小型聚会或视频通话，让患者与亲朋好友交流。

（6）遗愿清单：在合适的时机，与患者讨论其遗愿和后事安排。讨论患者希望如何度过剩余的时间，包括想要实现的愿望和目标，如家庭聚会或特殊活动。讨论患者对个人物品（如珠宝、照片、信件等）有何特别的愿望或指示。探讨患者是否希望将某些物品留给特定的家庭成员或朋友，包括财产分配、个人物品的处理等。

（7）生前预嘱等事宜：讨论生前预嘱的重要性，包括对生命维持治疗的偏好。为有需要的患者完成生前预嘱的文件，确保他们的意愿得到尊重。

4. 注意事项

（1）情绪管理：在与患者沟通时，尽量保持冷静和稳定，避免表现出不耐烦或焦虑的非语言信号，避免让自己的情绪影响患者。如果感到情绪难以控制，可以暂时离开，等情绪稳定后再继续沟通。

（2）避免冲突：即使在意见不合时，也要避免与患者发生争吵或冲突。保持平和的态度，寻求共识和理解。

（3）选择适当时机：观察患者的情绪和精力水平，选择最佳的沟通时机，避免选在患者疲劳或情绪不稳定时进行。

（4）尊重沉默：如果患者不想说话或不想表达自己的感受，不要强迫他们。尊重患者沉默的权利，有时候沉默也是一种沟通。

患者在生命的终末期，如临幽谷，如果有人能够与他幽谷伴行，让他做自己，不再顺着别人的意思违反他的自主权，这个对患者来说是一个很大的福祉。

与家庭其他成员沟通

临终的患者非常辛苦，家属们也非常辛苦。通过充分有效的沟通，能让逝者无憾，生者相安。父母面临着白发人送黑发人，孩子面临着失去至亲，他们都需要关爱，也需要家属们携起手来，共同照护患者。家属是患者最亲近的人，他们了解患者的喜好、价值观、人生愿景。在面对重大选择时，家属的决策能够反映患者的意愿，保障患者在最后的时光里得到尊严和关怀。安宁疗护，作为最后的呵护，需要家属用心思考、用爱决策，为患者带来尊严、温暖与平和。

1. 常见的家庭成员间的沟通内容

(1) 制订照护计划：家属需要与医疗团队合作，制订适合患者及家属的照护计划。这可能包括疼痛管理、药物治疗、营养支持、生活料理等。家属需要考虑患者的病情、意愿和价值观，制订个性化的照护方案。

(2) 医疗决策：家属在面对各种治疗选择时需要做出决策，是否继续进行某种治疗、是否接受某些医疗干预，如使用呼吸机、鼻饲等。在临终时刻是否进行有创抢救，如心肺复苏、气管插管、气管切开、电除颤等。家属需要了解患者的病情和诊疗意愿，与医疗团队讨论，权衡治疗的风险和益处。

(3) 考虑伦理与道德：家属在做决策时需要考虑伦理和

道德因素，尤其是涉及生命延续、放弃治疗等问题。家属需要思考如何在尊重患者意愿的同时做出最佳的决策。

（4）协调家庭分歧：家属需要与家庭其他成员合作，协调决策并处理可能的分歧。可以组织家庭会议，促进共识和理解。

（5）安排遗产和后事：家属还需要考虑患者的遗产分配和后事安排，如遗嘱、丧葬事宜等。这可能涉及法律和财务方面的决策。

2. 实践方法

在决策过程中，有些实践方法可以帮助家属更好地做出明智的选择，确保患者在安宁疗护中得到最佳的关怀。

（1）深入了解患者：家属需要与患者进行真诚的沟通，了解患者的需求、喜好、价值观和意愿。通过深入了解，可以更准确地为患者制订照护计划和做出决策。

（2）寻求专业建议：家属可以与医疗团队进行交流，获取关于患者病情、治疗选择、疼痛管理等方面的专业建议。医疗专家的意见可以帮助家属做出基于科学和医学知识的决策。

（3）制订详细计划：家属应与医疗团队一起制订详细的照护计划，包括治疗方案、疼痛管理、心理支持等。计划要具体、可操作，以确保患者得到全面的关怀。

（4）灵活调整：家属的决策需要根据患者的病情和需求进行灵活调整。随着时间的推移，可能需要做出不同的选择，以确保患者始终得到最好的照护。

家属决策不仅仅是一项任务，更是一种情感的表达。在安宁疗护中，家属通过每一个决策都在诉说着对患者的深情厚意。为了让阿威得到最好的照护，家属们积极参与决策和制订照护计划。于是，他们组织了一次家庭会议，在会议上，大家轮流发表了自己的看法和建议，达成一致意见，家人们决定与医护团队一同参与决策和制订照护计划。家人们的决策和参与不仅让阿威得到了尊严和温暖，也为其他家庭树立了一个良好的榜样，让更多的患者能够得到个性化和贴心的照护。

与专业人员沟通

当患者面临生命的最后阶段，家属心中充满了无尽的关切和爱。但是，家属们往往缺乏对病情的专业判断。因此，在这个关键时刻，与安宁疗护团队的紧密合作显得尤为重要。家属以协调者的角色，积极与医疗团队合作，为患者带来最舒适和温暖的照护。那么，家属如何更好地与医疗团队进行合作呢？

1. 建立良好的沟通渠道　与医疗团队保持沟通和联系，家属应该及时与医生沟通患者的最新状况和观察结果。同时，家属也要倾听医疗团队的建议和意见，共同讨论并制订适合患者的照护计划。

2. 积极参与照护决策　在医疗团队讨论照护计划的会议上，家属应该发表自己的意见和建议，表达对患者照护的期望。家属的参与将帮助医护人员更好地了解患者的价值观和意愿，制订与之相符的照护方案。家属要与医疗团队密切合作，共同决策。

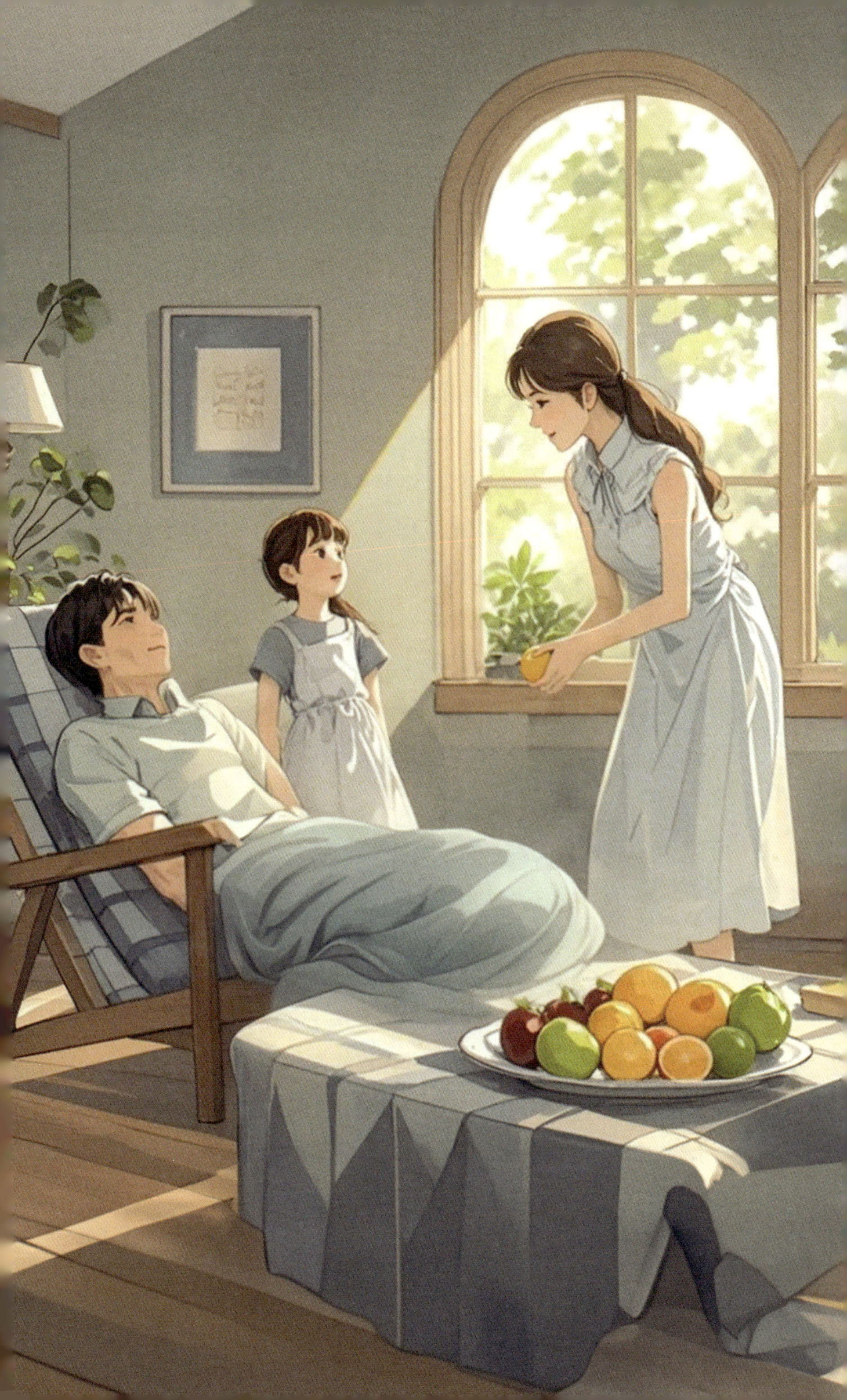

3. 接受教育和培训 由于对安宁疗护知识的缺乏，家属可能会在照护过程中手足无措。通过学习，家属可以更好地知晓安宁疗护相关知识和技能，从而更好地为患者提供照护。通过学习也可以使家属更好地理解医疗团队的工作和决策，获得家属的合作和理解。

4. 保持积极开放的心态 家属要理解医护人员面临的压力和困难，给予他们支持和理解。同时，家属也要表达自己的关切和需求，与医疗团队建立起互信和尊重的关系。只有共同努力，家属才能为患者提供最优质和连贯的照护。

通过安宁疗护团队组织的家庭会议，家属们最终决定遵从阿威的愿望——回家去！回到家里后，阿威的心情变得很好，时常坐在阳台的躺椅上感受着阳光的温暖，女儿时不时拿着玩具围着他问这问那……晚上躺在熟悉的大床上，阿威抱着妻子轻轻地说道："老婆，谢谢你带我回家！"

预立计划　不留遗憾

张爷爷，88 岁，是一名抗美援朝老兵，肺癌骨转移。多次住院进行化疗、放疗，目前因疼痛不能下床活动，口服镇痛药半小时后疼痛暂时缓解。张爷爷一边翻着手中的相册，一边平静地问："护士，我最近疼痛越来越频繁，感觉病情又重了。昨天晚上我梦到和以前逝去的战友在战场上打仗。我觉得我的时间不多了。"

护士看着张爷爷说：“爷爷，您愿意和我谈谈您的感受吗？”

张爷爷：“我当时醒过来没觉得怕，看到了一起作战的战友，好想他们。以前我觉得死亡是个很恐怖的话题，听着这两个字就很不舒服。经过这么长时间的治疗，我感觉我得去找我的老战友了。人活百岁也总是要走的，都要过这一关。对我来说，活了这么久，该经历的都经历了，儿子也随我，现在是一名空军飞行员，保家卫国，我知足了，也没有什么舍不得的。”

护士：“您还有什么事情需要做吗？”

张爷爷：“我已经和家里人、医生都商量好了，准备在网上签署生前预嘱，遗属也立好了。”张爷爷稍微调整了坐姿使自己舒服些，继续道：“我希望到时候不要太痛苦，希望老伴和儿子都能在身边；希望可以穿上我的军装，我的骨灰撒入鸭绿江；还希望每年清明节，儿子穿着军装去看我。”

生前预嘱

生前预嘱是指人们事先，也就是在健康或意识清楚时签署的，按照个人意愿选择病危时要或不要哪种治疗方法，包括使用或不使用生命支持系统。运用这种权利追求更自然的“自然死亡”，与我国国家法律没有冲突。

2006 年，我国内地首个以宣传生前预嘱为己任的《选择与尊严》网站建立，2013 年 6 月 25 日北京生前预嘱推广协会推出了更适合内地法律环境和民众文化习惯的生前预嘱——“我的五个愿望”。目前，签署生前预嘱有两个途

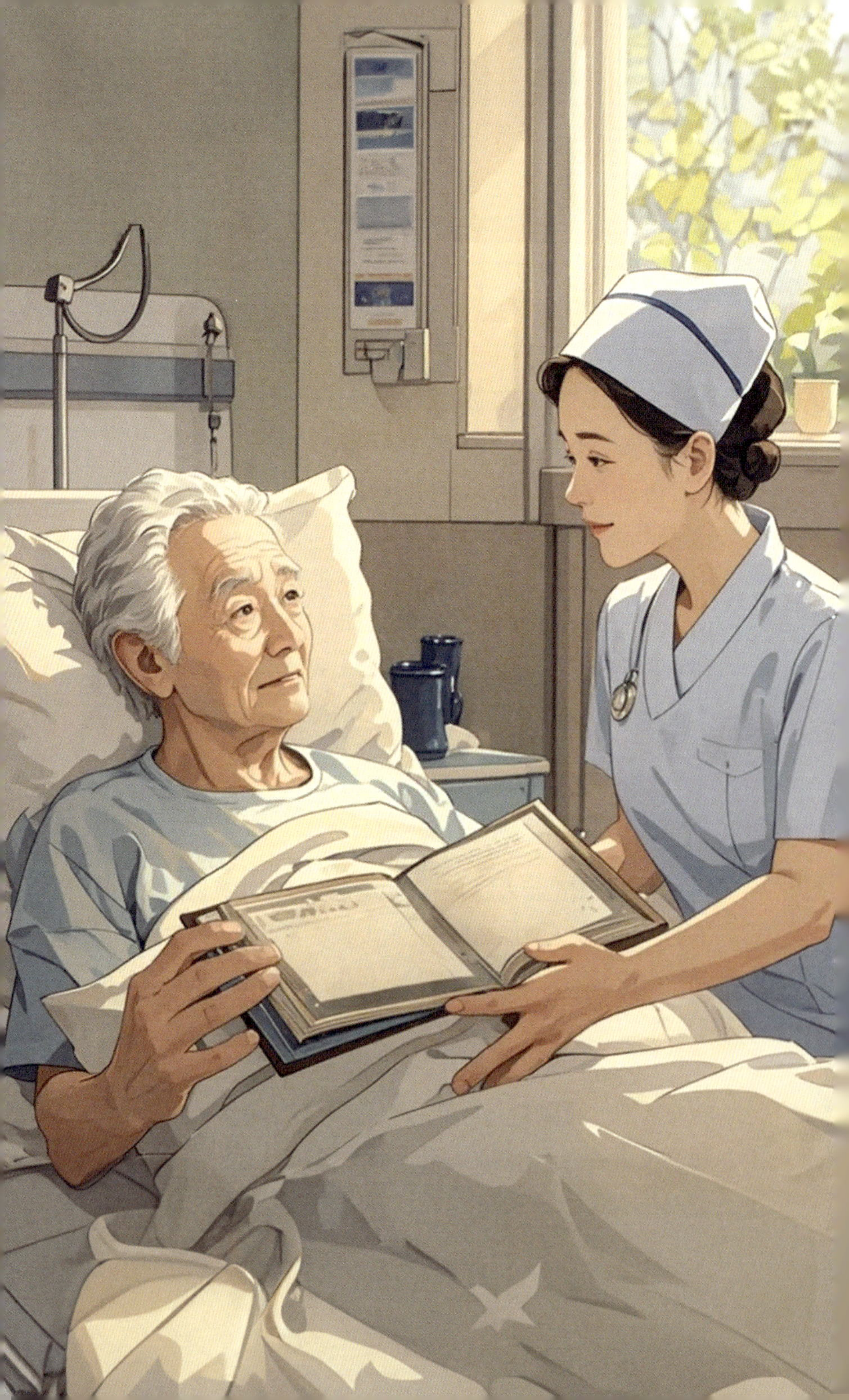

径，一是直接登录生前预嘱推广协会官网行注册填写；二是关注“生前预嘱推广”微信公众号，通过菜单栏注册中心进入填写。张爷爷和老伴及儿子一起登录官网查看，了解到《我的五个愿望》包括以下内容。

第一个愿望： 我要或不要什么医疗服务	我知道我的生命宝贵，所以希望在任何时候都能保持尊严。当我不能为自己的医疗问题做决定时，我希望以下这些愿望得到尊重和实行（请勾选，可复选）。 1. 我不要疼痛，希望医生按照世界卫生组织的有关指引给我足够的药物解除或减轻我的疼痛。即使这会影响我的神志让我处在朦胧或睡眠状态。 2. 我不要任何形式的痛苦，如呕吐、痉挛、抽搐、谵妄、恐惧或者有幻觉等，希望医生和护士尽力帮助我保持舒适。 3. 我不要任何增加痛苦的治疗和检查（如放疗、化疗、手术探查等），即使医生和护士认为这可能对明确诊断和改善症状有好处。 4. 我希望在被治疗和护理时个人隐私得到充分保护。 5. 我希望所有时间里身体保持洁净无气味。 6. 我希望定期给我剪指甲、理发、剃须和刷牙。 7. 我希望我的床保持干爽洁净，如果它被污染了请尽可能快速更换。 8. 我希望给我的食物和饮水总是干净和温暖的。 9. 我希望在有人需要和法律允许的情况下捐赠我的有用器官和组织。 （如以上内容不能表达您愿望的全部，可用文字补充或进一步说明）

第二个愿望：

我希望使用或不使用生命支持治疗

我知道生命支持治疗有时是维持我存活的唯一手段。但当我的存活毫无质量，生命支持治疗只能延长我的死亡过程时，我要谨慎考虑我是否使用它。

注意！当我要求不使用生命支持治疗时，它只包括以下内容（请勾选，可复选）。

1. 放弃心肺复苏术。

2. 放弃使用呼吸机。

3. 放弃使用喂食管。

4. 放弃输血。

5. 放弃使用昂贵的抗生素。

以下是在三种具体情况下我对要或不要生命支持治疗的选择。

1. 生命末期　如果我的医生和另一位医疗专家都判定我已经进入生命末期（生命末期是指因病或因伤造成的，按合理的医学判断不管使用何种医疗措施，死亡来临时间不会超过六个月的情况），而生命支持治疗的作用只是推迟我死亡的时间（请勾选，不可复选）。

①我要生命支持治疗；②我不要生命支持治疗，如果它已经开始，我要求停止它；③如果医生相信生命支持治疗能缓解我的痛苦，我要它，但要求我的医生在认为对我已经没有缓解痛苦作用的时候停用它。

2. 不可逆转的昏迷状态　如果我的医生和另一位医疗专家都判定我已经昏迷且按合理的医学判断没有改善或恢复的可能，而生命支持治疗的作用只是推迟我死亡的时间（请勾选，不可复选）。

①我要生命支持治疗；②我不要生命支持治疗，如果它已经开始，我要求停止它；③如果医生相信生命支持治疗能缓解我的痛苦，我要它，但要求我的医生在认为对我已经没有缓解痛苦的时候停用它。

3. 持续性植物状态　如果我的医生和另一位医疗专家都判定我由于永久严重的脑损害而处于持续性植物状态，且按合理的医学判断没有改善或恢复的可能，而生命支持治疗的作用只是推迟我的死亡时间（请勾选，不可复选）。

①我要生命支持治疗；②我不要生命支持治疗，如果它已经开始，我要求停止它；③如果医生相信生命支持治疗能缓解我的痛苦，我要它，但要求我的医生在认为对我已经没有缓解痛苦的时候停用它。

（如以上内容不能表达您愿望的全部，可用文字补充或进一步说明）

第三个愿望：

我希望别人怎么对待我

我理解我的家人、医生、朋友和其他相关人士可能由于某些原因不能完全实现我写在这里的愿望，但我希望他们至少知道这些有关精神和情感的愿望对我来说也很重要（请勾选，可复选）。

1. 我希望当我在疾病或年老的情况下对我周围的人表示恶意、伤害或做出任何不雅行为的时候被他们原谅。

2. 我希望尽可能有人陪伴，尽管我可能看不见听不见也不能感受到任何接触。

3. 我希望有我喜欢的图画或照片挂在病房接近我床的地方。

4. 我希望尽可能多地接受志愿者服务。

5. 我希望任何时候不被志愿者打扰。

6. 我希望尽可能在家里去世。

7. 我希望临终时有我喜欢的音乐陪伴。

8. 我希望临终时有人和我在一起。

9. 我希望临终时有我指定的仪式。

10. 我希望在任何时候不要为我举行任何仪式。

（如以上内容不能表达您愿望的全部，可用文字补充或进一步说明）

第四个愿望：

我想让我的家人和朋友知道什么。

你们这样做可使我的最后日子变得有意义（请勾选，可复选）。

1. 我希望我的家人和朋友知道我对他们的关切至死不渝。

2. 我希望我的家人和朋友在我死后能尽快恢复正常生活。

3. 我希望丧事从简。

4. 我希望不开追悼会。

5. 我希望我的追悼会只通知家人和好友（可在下面写出他们的名字）。

（如以上内容不能表达您愿望的全部，可用文字补充或进一步说明）

第五个愿望：

我希望谁帮助我

我理解我在这份文件中表达的愿望暂时没有现行法律保护它们的必然实现，但我还是希望更多人在理解和尊重的前提下帮我实现它们。我以我生命的名义感谢所有帮助我的人。

我还要在下面选出至少一个在我不能为自己做决定的时候帮助我的人。之所以这样做，是我要在他/她或他们的见证下签署这份《我的五个愿望》，以证明我的郑重和真诚。

我在由我选定的能帮助我的人的见证下签署这份文件。

我申明，在这份表格中表达的愿望在以下两种情况同时发生时才能被由我选定的能帮助我的人引用。

1. 我的主治医生判断我无法再做医疗决定。

2. 另一位医学专家也认为这是事实。

如果本文件中某些愿望确实无法实现，我希望其他愿望仍然能被不受影响地执行。

张爷爷的老伴及儿子很支持他的做法，他们一起陪伴张爷爷认真填写《我的五个愿望》，他们也想老爷子有尊严地、无痛苦地走完最后一程。

订立遗嘱

遗嘱是自然人生前按照法律规定的方式对其个人财产进行预先处理的民事法律行为，遗嘱必须是遗嘱人真实意思的反映。订立遗嘱可决定将其遗产如何分配，减少家人的争执，也能把遗产留给一些没有亲属关系的人，如朋友和慈善机构、国家或集体。

不同的遗嘱形式，所生效的条件各不相同，遗嘱人要根据自己订立的遗嘱类型及其相应的生效条件，做好对应的准备工作，才能让自己所订立的遗嘱具有法律效力，法律依据为《中华人民共和国民法典》。

1. 订立遗嘱的法定形式

（1）公证遗嘱：公证遗嘱是指由遗嘱人亲自申请，经国家公证机关办理的遗嘱。

（2）自书遗嘱：必须由遗嘱人亲自书写，签名，注明年、月、日。

（3）代书遗嘱：代书遗嘱是指遗嘱人口述遗嘱内容，他人代为书写制作成的遗嘱。代书遗嘱应当有两个以上见证人在场见证，由其中一人代书，并由遗嘱人、代书人和其他见证人签名，注明年、月、日。

（4）录音录像遗嘱：以录音录像方式录制下来的遗嘱人

的口述遗嘱。以录音录像形式立的遗嘱，应当有两个以上见证人在场见证。遗嘱人和见证人应当在录音录像中记录其姓名或者肖像，以及年、月、日。

(5) 口头遗嘱：遗嘱人用口头表达方式设立的遗嘱。遗嘱人在危急情况下，可以立口头遗嘱。口头遗嘱应当有两个以上见证人在场见证。危急情况消除后，遗嘱人能够以书面或者录音录像形式立遗嘱的，所立的口头遗嘱无效。

(6) 打印遗嘱：是指先用电脑将遗嘱内容书写完整，然后用打印机将书写好的遗嘱打印出来的遗嘱。应当有两个以上见证人在场见证。遗嘱人和见证人应当在遗嘱每一页签名，注明年、月、日。

2. 订立遗嘱的要求

(1) 下列人员不能作为遗嘱见证人

1) 无民事行为能力人、限制民事行为能力人以及其他不具有见证能力的人。

2) 继承人、受遗赠人。

3) 与继承人、受遗赠人有利害关系的人。

(2) 遗嘱应当为缺乏劳动能力又没有生活来源的继承人保留必要的遗产份额。

(3) 遗嘱人可以撤回、变更自己所立的遗嘱。

(4) 立遗嘱后，遗嘱人实施与遗嘱内容相反的民事法律行为的，视为对遗嘱相关内容的撤回。立有数份遗嘱，内容相抵触的，以最后的遗嘱为准。

(5) 无民事行为能力人或者限制民事行为能力人所立的遗嘱无效。遗嘱必须表示遗嘱人的真实意思，受欺诈、胁迫所立的遗嘱无效。伪造的遗嘱无效。遗嘱被篡改的，篡改的内容无效。

完成心愿

总有一些疾病我们无法治愈，总有一些生命，我们无法挽留。当治愈不再可能时，要尽可能地减轻痛苦，及时完成未竟的心愿、表达心中的爱，让逝者安然、生者安顺。在离去之前完成自己的心愿，才是重中之重。

在生命的最后阶段，张爷爷的儿子把手放在父亲的手背上："爸爸您放心，活着的时候，您那么坚强；走的时候，我绝对不会让您太痛苦，一定让您安安静静地离开。"张爷爷依旧把他的心愿告诉家里人及医生护士："我希望到时候不要太痛苦，希望老伴和儿子都能在身边……"生命终究会画上完整的句号，何不在生命的尽头不留遗憾，让他们可以更温馨、安详地走完人生的归程。

通过事先了解患者的愿望、评估可行性，做好交流沟通，满足他们最强烈的心愿。

1. 患者希望减轻身体的痛苦，积极治疗，但放弃有创抢救。

2. 患者希望有亲人的陪伴和支持，这样会让他觉得特别安心、安全。

3. 患者希望达成心愿或是没实现的事情得到满足或实现。张爷爷说："我这次治疗完想回去看看我孙子，他刚订了婚，我想见证他的婚礼""我想去看看大海"……

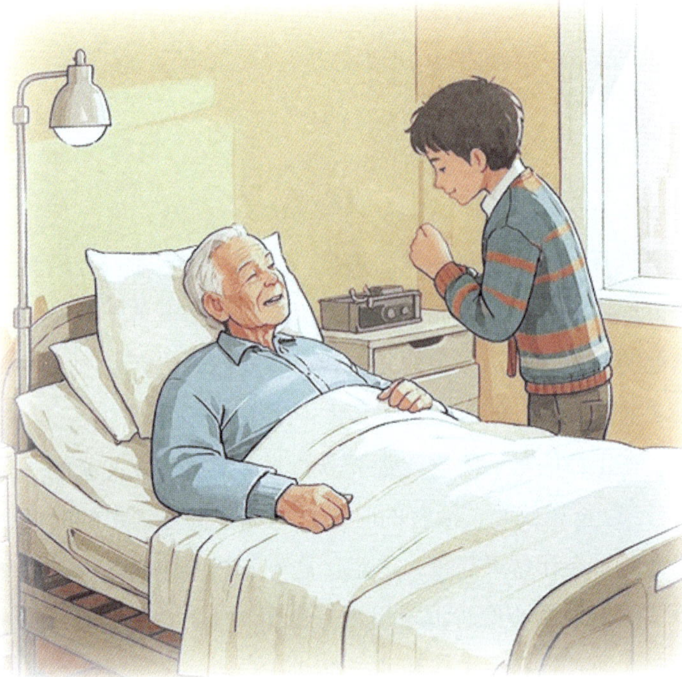

老兵与孙子共唱革命歌曲

在了解他们的愿望或需求时，家属应注意倾听，及时给予语言回应，记录患者的心愿，并尽可能地帮助患者完成。

房间里，张爷爷的孙子和他一起唱起他所熟知的《黄河大合唱》《中国人民志愿军战歌》……虽然老人听力不好，反应较慢，但看得出他很高兴。老人也跟着哼唱起来，“雄赳赳，气昂昂，跨过鸭绿江……”此时，午后的阳光暖暖地照进病房，一位前半生戎马报国、后半生律己行善的老者，在生命的终点放声歌唱。

（焦迎春　李伟玲　廖美双）

症状管理，舒缓痛苦

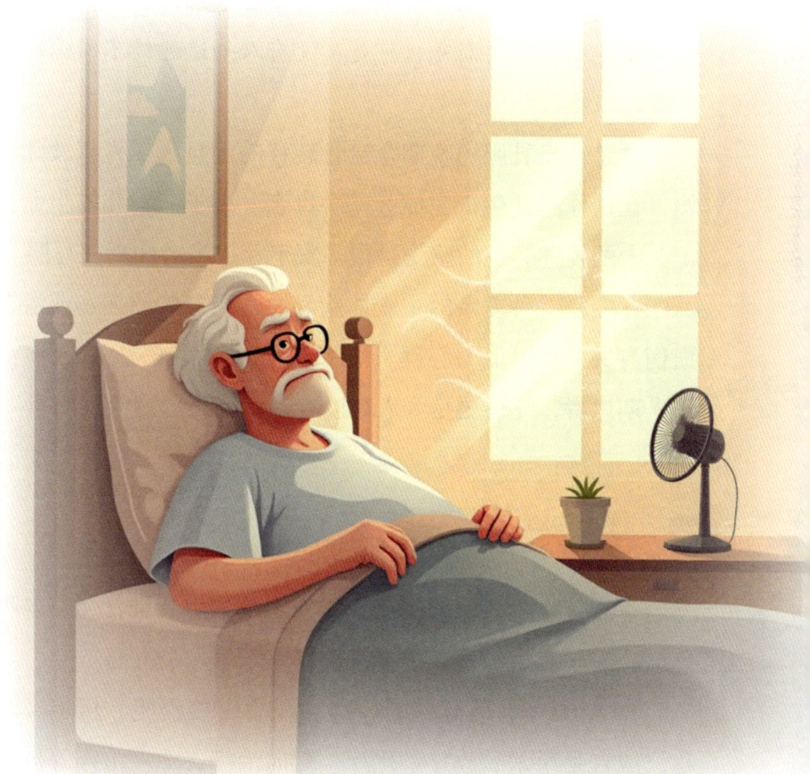

疼痛

“清扫工的拖把碰到床脚引起的轻微震动，我的骨头都会因癌痛而晕死过去。那种痛来源于癌细胞分分秒秒都在侵蚀骨头！”“我就像一条被扔到岸上的鱼，在黑暗里斜倚在被子上，大口大口无声地喘气。若要生命继续，那么就要连续不断地喘气不要断气，可是，没有人知道连续不断喘气是多么的艰难。”

这是罹患乳腺癌晚期全身骨转移的复旦大学青年教师于娟，在遗作《此生未完成：一个母亲、妻子、女儿的生命日记》中的描述，她的感受是很多安宁疗护患者的真实写照。

疼痛是一种复杂的主观体验，通常与身体的损伤或潜在损伤有关，也可能与心理、情绪或社会因素有关。对于生命终末期患者，疼痛更是令人难以忍受，严重影响生活质量。

疼痛的原因

疼痛是疾病最显著的信号，安宁疗护患者常常伴有各种疼痛，引起疼痛的原因很多，主要有以下几个方面。

1. 癌痛　是最常见的原因。肿瘤直接侵犯、压迫、转移，或者是手术、放疗、化疗、靶向治疗、免疫治疗等抗肿瘤治疗都可能导致患者疼痛。

2. 疾病引起组织损伤、炎症等并发症　如压疮、坠积性肺炎，以及细菌、病毒、真菌等病原体感染引起的疼痛。

3. 身体机能衰退　临终患者的身体机能衰退，可导致药物代谢和排泄能力降低，体内有毒代谢物质堆积，导致疼痛。

4. 精神心理因素 患者焦虑、抑郁等不良情绪，也能引起疼痛或者进一步加重疼痛的感觉。患者往往无确切的病变和阳性检查结果，常常诉多处顽固性疼痛，还可能出现失眠、多梦、困倦等。

5. 其他 有很多因素会影响疼痛，如患者的年龄、个人经历、社会文化背景、个人心理特征、疼痛的耐受力与疼痛阈值等。

疼痛的观察

疼痛既是一种生理感觉，又是对这一感觉作出的情感反应。疼痛是个人的主观体验，受性格、情绪，以及文化背景等因素影响，具有显著的差异性。机体对疼痛刺激也会产生生理及心理变化，如肌肉收缩、呼吸急促、血压升高和不愉快的情绪等。相同的疾病导致的疼痛强度并不同，相同的疼痛强度所需要的镇痛药剂量也不一定相同。作为照护者，疼痛可以从以下几个方面进行观察。

1. 疼痛强度观察

(1)疼痛评估尺：家属可准备一把疼痛评估尺。直线上有数字 0 ~ 10，11 个数字来表示疼痛的程度，0 表示无疼痛，10 表示能够想象的最剧烈疼痛，由患者自己选择一个最能代表自身疼痛程度的数字。其中 1 ~ 3 表示轻度疼痛，4 ~ 6 表示中度疼痛，7 ~ 10 表示重度疼痛。

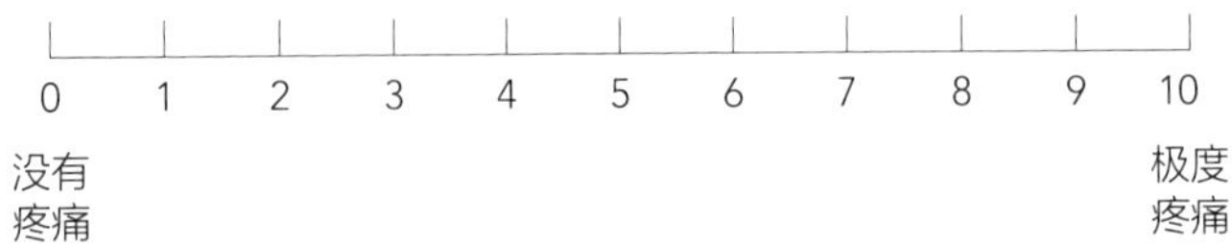

疼痛数字评估法

（2）面部表情：家属可根据患者疼痛时的面部表情状态了解患者的疼痛强度。以下是6个疼痛脸谱表情的具体描述。

面部表情	描述
面部表情0 微笑或放松的表情	表情：面部看起来放松、愉快或微笑。 代表的疼痛程度：无痛或极轻微的不适。患者感到舒适或几乎没有疼痛。
面部表情1 轻微皱眉	表情：面部有轻微的皱眉，眼角稍微紧张，嘴巴有轻微的拉扯。 代表的疼痛程度：轻微疼痛或不适，患者可能感到些微的不舒服，但仍能忍受。
面部表情2 轻微皱眉或紧闭嘴巴	表情：皱眉、嘴巴微微紧闭，表现出一定的不适或小痛。 代表的疼痛程度：中度疼痛，患者感觉有一定的痛感，且这痛感已经让他们有些不安。
面部表情3 显著皱眉或紧张的表情	表情：皱眉加深，嘴巴可能微微张开或紧闭，面部表情显得紧张或困扰。 代表的疼痛程度：显著的疼痛，患者感到明显的疼痛，无法忽视，疼痛感让他们有些焦虑。

面部表情 4 明显痛苦的表情	表情：皱眉、眼睛紧闭或睁大，嘴巴可能张开，表现出明显的痛苦。 代表的疼痛程度：强烈的疼痛，患者痛苦不堪，几乎无法忍受。
面部表情 5 极度痛苦或哭泣	表情：面部极度紧张或扭曲，可能有眼泪，表现出极端的痛苦。 代表的疼痛程度：极度疼痛，患者无法忍受，痛苦到几乎无法表达出来。

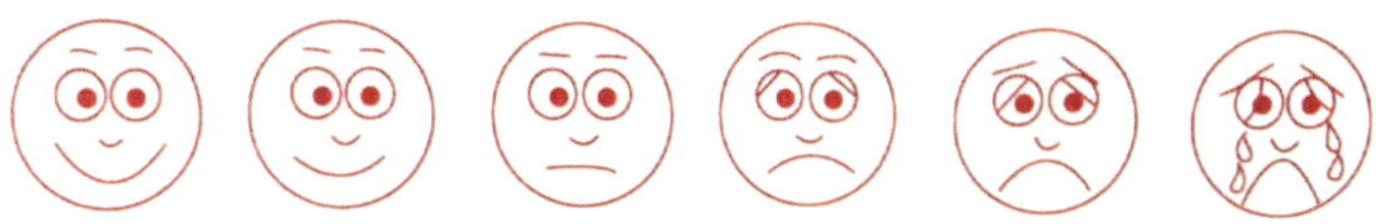

面部表情疼痛评定法

（3）患者主诉：根据患者对疼痛的感受，将疼痛程度分为轻度、中度、重度三类。

1）轻度疼痛：有疼痛，但可忍受，生活正常，睡眠未受到干扰。

2）中度疼痛：疼痛明显，不能忍受，要求服用镇痛药物，睡眠受到干扰。

3）重度疼痛：疼痛剧烈，不能忍受，需用镇痛药物，睡眠受到严重干扰，可伴有自主神经功能紊乱或被动体位。

2. 疼痛描述 家属可以通过以下几个方面引导患者描述疼痛。

（1）疼痛的部位：是否一个部位逐渐转移至其他部位？

（2）疼痛的时间：什么时候开始痛？白天感觉疼痛？晚上疼痛加剧？疼痛有否影响日常生活？

（3）疼痛的性质：钝痛、针扎样痛、胀痛，还是什么痛？

（4）疼痛的规律：一直痛还是间断地痛？什么情况下疼痛会加重？

3. 观察疼痛影响

（1）食欲缺乏：疼痛可引起患者食欲缺乏，进而导致营养不良、消瘦、体力下降。原先能够做的事情、运动、工作，现在不能做了。甚至有些患者无法完成洗脸、穿脱衣服这些事情。

（2）睡眠：疼痛影响患者的睡眠，导致睡眠质量差乃至失眠，造成患者萎靡不振、精神状态差，机体免疫力下降。

（3）活动：患者因为疼痛，可能避免活动或改变姿势，无法完成日常任务（如穿衣、做饭），减少运动和锻炼。

4. 心情　长期疼痛会影响患者的心情，可能产生恐惧、抑郁、焦虑，影响人际交往和生活质量，甚至会放弃治疗，丧失生的希望。

疼痛的照护

安宁疗护患者疼痛需根据患者的病情和身体状况，使用恰当的止痛治疗手段，及早、持续、有效地消除疼痛，预防和控制药物的不良反应。疼痛照护主要包括以下几个方面。

1. 家属参与

（1）疼痛患者需要家属参与：在对疼痛程度的认识上，患者对疼痛程度的判断是最准确的。家属全方位地了解患者病情与生活习性，能通过观察患者的面部表情、活动量、食欲是否下降等在第一时间获得患者疼痛信息，协助疼痛全程管理，提升患者治疗依从性、提高止痛效果，让患者不再承受生命之“痛”！

（2）家属能够协助做些什么

1）舒适环境：为患者创造舒适的休息、睡眠环境，房间定时通风、光线柔和、温湿度适宜，室内安静、减少噪声，保持患者衣物、床单位干净整洁，避免污物、异味等不良刺激。

2）正确评估：学会正确评估疼痛，当患者疼痛时，帮助患者向医护人员反映疼痛情况。及时告知医护人员患者疼痛加重、缓解情况以及情绪改变，以便医生迅速调整治疗方案。

3）了解药物：了解常用镇痛药的种类、使用方法，提醒并督促患者按时、正确使用药物，注意尽量避免在患者休息时用药。了解药物有可能产生的副作用及其防治方法，及时发现患者的不良反应，如便秘、恶心呕吐等，并协助医务人员进行处理。

4）加强解释：对患者进行解释，加强患者对疾病知识、疼痛知识的认知，提高治疗依从性。

5）加强营养：适当补充营养，增强机体舒适性。

6）心理支持：家属要多关心、安慰、理解患者，倾听他的心声，注意情绪及心理状态，使其得到情感上的支持。

对于疼痛伴随而来的恐惧和焦虑，可给予解释、鼓励等，增加对生活的希望，避免出现不良行为。

7）记录疼痛：协助患者建立疼痛日记，记录疼痛的部位、性质、程度、加重或减轻的因素、伴随症状、止痛方案、药物的不良反应与程度、患者心理精神情况等。

2. 常用缓解疼痛的方法

(1) 病因治疗：疼痛主要是疾病本身和/或并发症等引起，因此需要针对引起疼痛的病因给予针对性的治疗。

(2) 药物治疗：医生会根据患者疼痛的病因、性质、部位、强度等，按照首选口服、按阶梯、按时、个体化、注意具体细节的治疗原则制订止痛方案。常用的治疗疼痛的药物有非阿片类药物，主要是非甾体抗炎药和对乙酰氨基酚；阿片类药物，包括弱阿片类和强阿片类；以及辅助药物，包括抗惊厥类药物、抗抑郁类药物、糖皮质激素、双磷酸盐、局部麻醉药等。

(3) 非药物治疗：用于疼痛的非药物治疗方法有很多，家属能够协助完成，包括心理支持；认知-行为训练，如放松疗法；分散注意力，如陪伴听音乐、看电视；物理措施，如按摩、冷敷、热敷等。当然，家属需要先与安宁疗护团队讨论，选择适合患者的方法。

3. 特殊镇痛药物

(1) 芬太尼透皮贴：对于阿片类药物耐受，不宜口服镇痛药（出现恶心呕吐、便秘、恶性肠梗阻，以及消化道肿瘤），轻/中度肝肾功能不全，老年患者等，可使用芬太尼透皮贴。其副作用与其他强效镇痛药相同，但便秘的情况较轻微。

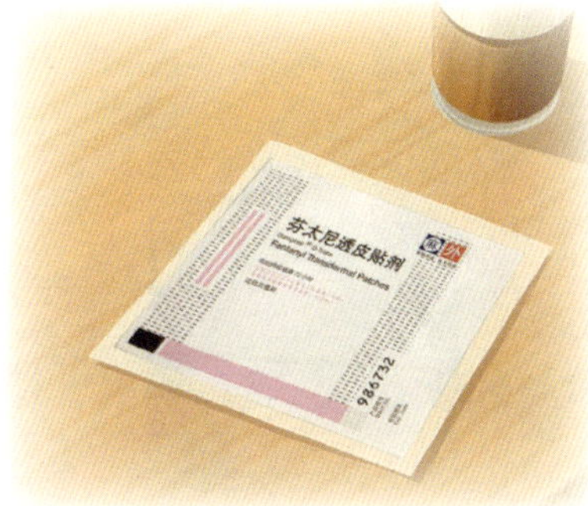

芬太尼透皮贴

芬太尼透皮贴的起效时间是 6 ~ 8 小时，可维持 72 小时。由于贴上后不能立即止痛，因此一般同时使用针剂或短效药物，让患者迅速止痛。

粘贴部位：选择前胸、后背、腹部（避开脐部）或四肢内侧的干燥部位，表面皮肤平整、无毛发、无破损。不能选择皮肤破损区域，长期卧床患者避免选择后背皮肤，不能自行控制排尿的患者尽量不选择下肢。

粘贴步骤：①皮肤准备，清水清洗粘贴部位皮肤，不能使用肥皂、油剂或其他可能刺激皮肤或改变皮肤性状的用品，待皮肤完全干燥。②粘贴，沿包装袋边缘撕开并取出贴片，避免接触黏性成分，将贴片平整地贴上。③固定，用手掌轻按贴片 30 秒钟，并用手指沿贴片边缘再按一次，确保贴片与皮肤充分接触。

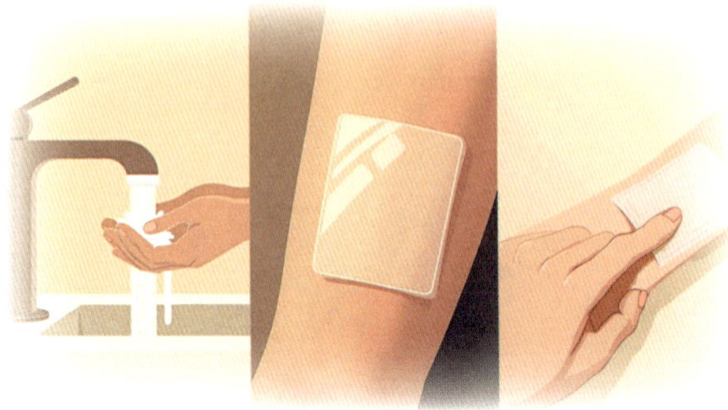

芬太尼透皮贴的粘贴步骤

注意事项：三日更换一贴；贴片要完整使用，不能剪成小块，否则会破坏药效；使用完后的贴片要交回给医务人员，不能随便丢弃；高温会加速芬太尼的吸收，靠近暖炉或洗澡时要特别注意，如果患者发热须迅速联系医生。

（2）硫酸吗啡栓：主要适用于丧失吞咽能力、禁食和外科手术后等不能口服的患者；呕吐患者；不能吞服片剂、丸剂、胶囊的患者，如老人、婴儿。

使用方法：①患者尽可能于塞药前大便，避免塞药后一小时内大便。②如药塞太软，可将药放置冰箱冷藏数分钟；若药塞有锐利的边缘，可以手握将之溶解。③用清水、凡士林润滑药塞的头部。④患者侧卧，下腿伸直，上腿膝盖向前向内屈曲。⑤放松肛门，用手指轻轻将药塞头部插入肛门 2～3cm，慢慢将双腿伸直，侧卧数分钟。

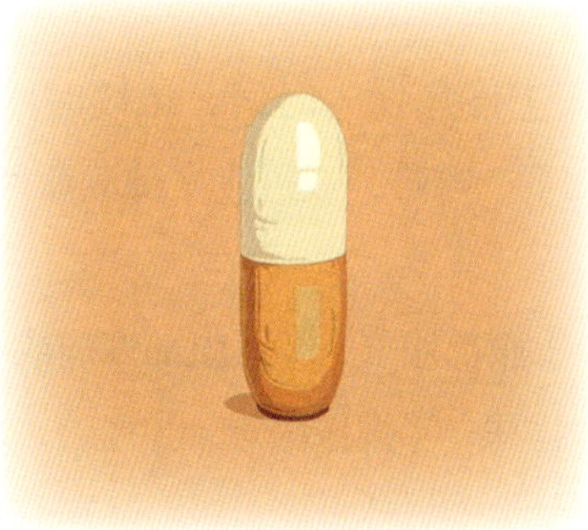

硫酸吗啡栓

4. 阿片类药物的不良反应

（1）便秘

观察患者：①感觉饱胀或不适；②经常嗳气打嗝；③肛门排气增多；④腹胀；⑤3天没有规律排便。

（2）恶心、呕吐

观察患者：①食欲下降，饮食习惯改变；②口中有让人不适的气味；③感觉恶心或胃里有翻腾的感觉；④恶心、呕吐发生的时间、频率、原因或诱因，呕吐的特点及呕吐物的颜色、性质、量、气味，伴随的症状等，以及患者的营养状况。一般出现在用药后4～7天，随后会逐渐缓解。

（3）过度镇静、嗜睡

观察患者镇静反应程度：①0级，清醒，反应敏捷；②1级，昏昏欲睡，但容易唤醒；③1S级，正常入睡状态；④2级，频频发生的昏昏欲睡，容易唤醒但不能持续处于觉醒状态；⑤3级，难以唤醒，不能处于觉醒状态。

（4）皮肤瘙痒

观察患者：①瘙痒发生时间、持续时间；②瘙痒的部位；③是否与饮茶、咖啡，或进食辛辣刺激性食物有关。

（5）尿潴留

观察患者：①腹部胀气；②下腹部疼痛或不适；③尿意明显，但无法顺利排尿；④排尿困难；⑤痛苦，迫切想排小便，但无法排出。多发生于男性患者，特别是有前列腺肥大者。

当患者出现上述阿片类药物不良反应时，家属应及时与安宁疗护团队联系。

5. 镇痛药获取

（1）住院期间：医生按照止痛方案，给患者开镇痛药，麻醉药品和第一类精神药品处方均逐日开具，每张处方为 1 日常用量，药物由护理人员按照医嘱逐次发给患者。

（2）出院带药：不能开注射剂型处方，控缓释制剂（包括缓释贴剂）通常为 15 天常用量，其他剂型为 7 天常用量。

（3）门（急）诊患者：门（急）诊疼痛患者需要长期使用麻醉药品和第一类精神药品时，家属可帮助患者代办相关手续。第一次，医师必须亲自诊查患者，建立相应的病历，要求其签署《麻醉药品、第一类精神药品使用知情同意书》，由医院门诊办对患者及其资料进行管理。病历中应当留存下列材料复印件。

1）二级以上医院开具的诊断证明。

2）患者户籍簿、身份证或者其他相关有效身份证明文件。

3）为患者代办人员身份证明文件。

4）复诊记录、麻醉药品和第一类精神药品用药情况记录，用药记录内容包括：患者姓名、复诊时间、品名、规格、用法、数量。

门（急）诊疼痛患者，控缓释制剂，每张处方不得超过15日常用量；其他剂型，每张处方不得超过7日常用量。每人每次可开具吗啡注射剂3日常用量，原则上仅限于有医师出诊的医疗机构，由出诊医师负责带回空安瓿交药房。如医院没有出诊医生，需要把当地社区卫生服务中心/乡镇卫生院的医生或护士的注射单和空安瓿交还给医院，才能再次购药；注射单的内容应包括患者姓名，性别，年龄，诊断，注射药品名称、规格、剂量、批号，注射日期，注射者签名。其他麻醉药品注射剂仅限于医疗机构内使用，不能在门诊开具。

6. 正确保管镇痛药

患者居家期间，家属要妥善保管好药物，确保药物安全和止痛效果。

(1) 安全：药品必须存放在安全可靠的地方，应远离儿童、老年人、智力低下者，以免其拿到后偷服、误服而发生药物中毒。也要避免患者有意大量吞服药物而发生意外。

(2) 分类：各种药品分门别类放置，按时、按量给患者吃药。内服药与外用药分开贮存，以免误服外用药。不要把药品与家庭用的灭蚊、灭蟑、农药等混放，以免受到污染或误服中毒。

(3) 防潮：将药物放在干燥通风的地方，防止药物受潮、变质失效。

（4）保留：保留药品外包装和说明书，随时查看药品的使用方法、贮藏方法和有效期。对于未开启的或有单剂量独立包装的药品，应按药品说明书规定的贮藏条件保存，开封前的保存期可至药品标示的有效期；所有药品在开封后应尽快用完，不可再参照包装上面的有效期来进行存放和服用。

（5）检查：定期检查药品品种是否齐全，如果药快要用完，应及时带患者到医院就诊或去医院取药，保证患者不间断连续服药。经常检查药品是否超过有效期、查看药品质量，如发现药品超过有效期，或出现变色、变质、受潮、潮解、霉变等情况时，应及时规范处理。

（6）处理：剩余、过期、变质的麻醉药品、第一类精神药品，均应交回医疗机构，由医疗机构按照规定处理。

呼吸困难

“医生，我父亲一直说胸口闷、喘不过气来，嘴唇都是青紫的，太难受了，请帮帮他！”

呼吸困难是指患者的某种不同强度、不同性质的通气不足、呼吸不畅、呼吸费力及窒息等呼吸不适感的主观感受，伴或不伴呼吸费力表现，如张口呼吸、鼻翼扇动、呼吸肌辅助参与呼吸运动等，也可伴有呼吸频率、深度与节律的改变。患者的精神状况、生活环境、文化水平、心理因素及疾病性质等对其呼吸困难的描述具有一定的影响。

呼吸困难的原因

1. 癌症 癌症引起的胸腔积液、心包积液、大支气管阻塞、肺组织被癌组织代替、纵隔填塞、肺不张、肺栓塞、大量腹水等。

2. 肺源性呼吸困难 由呼吸系统疾病引起，如支气管炎、支气管哮喘、支气管扩张、慢性阻塞性肺疾病、肺结核、急性呼吸窘迫综合征、胸膜疾病、纵隔疾病等。

3. 心源性呼吸困难 如风湿性心脏瓣膜病、高血压性心脏病、冠心病、心肌炎、心包炎等。

4. 血源性呼吸困难 重度贫血、白血病等。

5. 神经精神性呼吸困难 中枢神经系统病变，如脑炎、脑出血、脑脓肿、脑水肿、脑肿瘤等。

6. 中毒性呼吸困难 感染性毒血症、尿毒症、糖尿病酮症酸中毒，以及药物中毒，如吗啡、巴比妥。

7. 心理因素 焦虑、抑郁、癔症等均会引起呼吸困难。

呼吸困难的观察

呼吸困难可能会引起肺功能下降，导致呼吸衰竭；影响心脏功能，导致发生肺源性心脏病。长时间缺氧，会影响脑部供血，出现记忆丧失，发生各种器官功能衰竭，带来潜在的死亡风险。因此家属要高度重视，学会观察、及时发现。

1. 呼吸频率 成人正常呼吸频率是 12～20 次 / 分钟，患者呼吸频率＞20 次 / 分钟为呼吸加快。

2. 血氧饱和度 正常值≥95%，低于 95% 为异常。

3. 紫绀 是由于血液中还原血红蛋白增多，使皮肤和黏膜呈青紫色改变的现象，常出现在患者的口唇、甲床、颜面等部位。

4. 胸闷、胸痛 患者出现不同程度的胸闷、气急，可能伴有气喘，还可能出现大汗淋漓，甚至窒息感；肺部缺氧可引起患者膈肌疼痛，心脏病、肺栓塞等可引起胸痛。

5. 咳嗽、咳痰 患者出现不同程度的咳嗽、咳痰，呼吸道分泌物增多，痰液多，可闻及痰鸣音。

6. 喉咙异物感 患者感觉喉部有异物堵塞，呼吸不畅。

7. 辅助呼吸肌参与呼吸动作 患者可能出现张口、耸肩、端坐位、鼻翼扇动、锁骨上凹、肋间隙上凹等。吸气性呼吸困难的患者，可有胸骨上窝、锁骨上窝和肋间隙明显凹陷的“三凹征”表现。

8. 意识障碍 患者可能伴有不同程度的意识障碍，如焦虑、紧张、谵妄、胡言乱语，严重者可能出现昏迷。

9. 生命最后阶段的呼吸形态

(1) 潮式呼吸：患者呼吸由浅慢逐渐变为深快，达到一定程度以后，再变为浅慢，甚至暂停 5 ~ 30 秒，然后再由浅慢变为深快，周而复始，如潮水涨落。多见于中枢神经系统疾病、重症脑缺氧、严重心脏病、尿毒症晚期等。

(2) 深大呼吸：患者呼吸深而慢，是呼吸中枢功能严重障碍的表现。常见于糖尿病所致的酮症酸中毒、尿毒症、肝昏迷等。

(3) 间停呼吸：患者有规律地呼吸几次后，突然停止一段时间，又开始呼吸，周而复始，呼吸频率逐渐变慢，最终呼吸停止。多见于中枢神经系统疾病（如脑炎、颅内压增高等），某些中毒（如糖尿病酮症酸中毒、巴比妥中毒）等。

(4) 呼吸减慢：患者每分钟呼吸次数在 10 次以下，常见于颅脑病变（如脑外伤、脑卒中、脑肿瘤等），以及腹膜炎、镇静安眠药中毒等。

家属发现患者出现上述症状时，应首先保持气道通畅，如气道有分泌物或异物则及时清除。需要及时与医生联系就医，在医生的指导下给予针对性的治疗与护理。必要时拨打“120”，及时送医院抢救。

呼吸困难的照护

1. 常规照护

(1) 舒适的生活环境：房间安静、温湿度适宜，每天进行开窗通风，及时清除空气中的有害气体和颗粒。对于哮喘患者，房间内应避免任何可能的变应原，如花粉、尘螨等。尽可能提供空气清新、温暖舒适的居住环境。

(2) 均衡的膳食营养：患者宜少食多餐，给予高蛋白、足够热量及高维生素饮食，尤其是维生素 C 和维生素 E。饮食清淡易消化、少油腻，避免吃刺激性和产气多的食物。每日饮水量应保持在 1 500～3 000mL，充足的水分有利于维持呼吸道黏膜湿润，并可稀释痰液。

(3) 良好的生活习惯：戒烟戒酒，根据自身情况合理运动；外出戴口罩，尽量不去人多的地方；注意保暖，预防发生感冒，如有感冒需要及时治疗，避免疾病加重。

（4）合理的体力管理：人的精力是有限的，家属引导患者配合，通过正确管理减少患者的体力消耗，尽可能减少呼吸困难的发作次数。例如，将日常用品放在患者触手可及的地方，避免上楼、爬坡或者携带重物；给患者准备拐杖、助步器，选择坐着或者卧床进行洗漱、吃饭等日常生活。如果患者精力允许，可以做自己想做的事情，而不必拘于各种限制。

（5）有效的心理支持：呼吸困难可引起患者烦躁不安、恐惧、焦虑等，而不良情绪又可加重呼吸困难。因此，家属要多陪伴、多倾听、安慰患者，提供情感支持，指导患者深呼吸、听音乐等，保持患者情绪稳定，帮助患者减轻压力和焦虑，增加安全感。

（6）保持呼吸道通畅

1）拍背排痰：叩击患者胸背部对肺部产生震动，使附着在肺、支气管的痰液松动脱落，患者通过咳嗽，把痰液排出体外，方法如下。

患者取坐位或侧卧位，家属站在患者患病侧，把手掌合成杯状，拇指紧贴其余四只手指，以手腕力量从肺底部自下而上、由外向内，迅速而有节律地叩击胸壁、震动气道，每一肺叶叩击 1～3 分钟，每分钟叩击 120～180 次。

一般在餐后 2 小时或餐前 30 分钟拍背，用力适中，以不使患者感到疼痛为宜。力度太轻，痰液难以从气道中涌出；拍得太重，可能造成痰中带血，甚至咯血和气胸。拍背时避开脊柱、肾区、肝区、脾区、骨突处等部位，同时观察患者面色及生命体征，以防出现窒息、休克等情况。

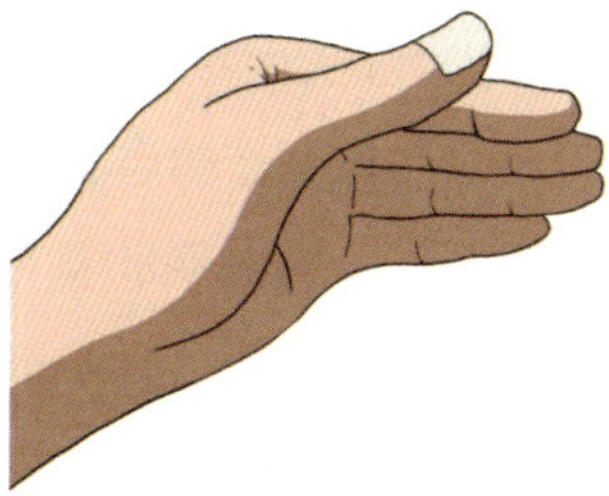

杯状手法

2）指导协助患者有效咳嗽：患者尽可能取坐位，先深而慢地腹式呼吸5～6次，然后吸气到膈肌完全下降，屏气3～5秒，继而缩唇（噘嘴），缓慢地经口将肺内气体呼出。再深吸一口气，屏气3～5秒，身体前倾，从胸腔进行2～3次短促有力的咳嗽；咳嗽的同时收缩腹肌，或用手按压上腹部，帮助痰液咳出。

3）处理基础疾病。

2. 药物治疗

医生会根据患者的病情和身体状况，采用综合治疗的原则制订治疗方案，治疗方法包括病因治疗、药物治疗和非药物治疗，常用的药物如下。

（1）阿片类药物：在患者病情允许，不存在呼吸抑制的情况下，医生会考虑使用阿片类药物镇咳、减少耗氧量，改善患者呼吸困难。阿片类药物包括吗啡、可待因、芬太尼、羟考酮等，初次使用吗啡者应从小剂量开始口服，之后根据呼吸困难的程度和全身状态（肺、肾的功能）进行调整。因阿片类药物服用过量可引起呼吸中枢抑制，因此家属需要严格遵医嘱用量给药，加强对患者生命体征的观察。

（2）苯二氮䓬类药物：呼吸困难与不安、抑郁等精神压力有关，特别是呼吸困难恐慌发作的患者、焦虑症患者，应用苯二氮䓬类药物可以减轻呼吸困难带来的不适感，尤其在晚期和濒死期患者中。地西泮、劳拉西泮和咪达唑仑是常用的药物，但是这些药物可松弛肌肉，对加剧呼吸困难有潜在影响，尤其是癌症恶病质、肌肉减少症患者要谨慎应用。医生会根据患者的症状和药物半衰期选择合适的药物，从小剂量开始，在晚饭后或睡前服用。

（3）糖皮质激素：激素类药物对哮喘和慢性阻塞性肺疾病引发的支气管炎有显著疗效，也可用于上腔静脉综合征、放射性肺炎、癌因性气道阻塞等引起的呼吸困难。家属要注意患者用药的效果，观察是否发生消化道溃疡、感染恶化等不良反应。

3. 呼吸困难缓解方法与技巧　安宁疗护患者的呼吸困难多是不可逆的，因此病因治疗是有限度的，医生仅针对可逆性病因，进行对症治疗。对安宁疗护患者，首先考虑非药物干预控制呼吸困难症状，以下介绍几种普遍推荐、简单易行的方法。具体详见第四章“卧位的选择”部分。

（1）调整体位姿势：体位是缓解呼吸困难的有效方法之一，家属可以协助患者找到适合患者的有效体位，如俯卧位、端坐位、前倾位等。需要提醒的是，肥胖患者，有颈椎病、腰椎病的患者要先咨询医生，再找寻适合的体位。

（2）呼吸训练：综合的呼吸功能训练简单、易行，居家即可完成，并且能部分缓解呼吸困难症状，因此目前大力提倡对呼吸困难患者早期进行呼吸功能训练。

1）缩唇呼吸

方法：患者取舒适的站位或坐位，将一只手放于胸前、另一只手放于腹部，全身肌肉放松。吸气时嘴唇紧闭，从鼻孔缓慢深吸气2～3秒，胸部的手不动，尽力挺腹；呼气时，将嘴唇缩成吹口哨状，缓慢呼气4～6秒，至腹部内陷。

注意事项：①吸气时让气体从鼻孔进入，这样吸入肺部的空气经鼻腔黏膜的吸附、过滤、湿润、加温可以减少对咽喉、气道的刺激，并有防止感染的作用。②呼气时缩唇大小程度由患者自行选择调整，呼气力度以能使距离口唇15～20厘米处的蜡烛火焰倾斜而不熄灭为宜。③每次吸气后不要忙于呼出，应稍屏气片刻再行缩唇呼气，呼与吸的比例为2∶1或3∶1。④每次训练10～20分钟，每日3～4次。

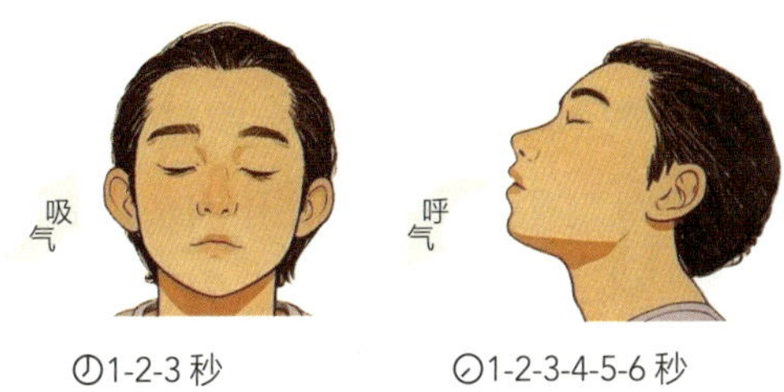

缩唇呼吸

2）腹式呼吸

方法1：患者取仰卧位，两膝半屈使腹肌放松，一只手轻放于上腹部剑突下区域；用鼻缓慢吸气时，膈肌松弛，尽量使腹部隆起，放于腹部的手有向上抬的感觉；呼气时尽量收缩腹部，放于腹部的手有下降感。

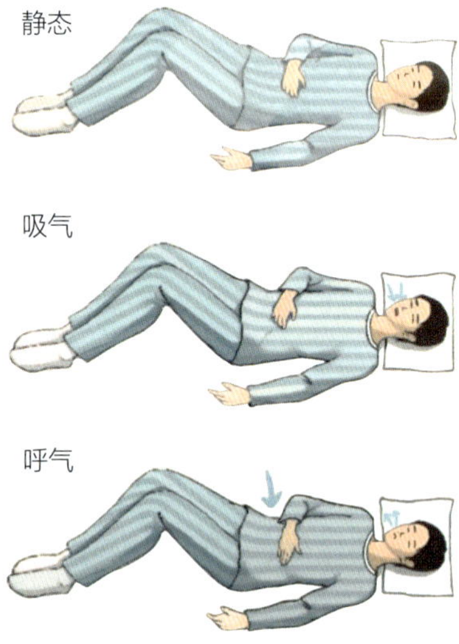

卧位腹式呼吸

方法 2：患者取坐位，一只手轻放于上腹部；用鼻吸气时尽量使腹部隆起，呼气时尽量收缩腹部。

注意事项：①呼气时手掌可稍用力向下按压以助呼气，胸廓尽可能保持不动，呼与吸的比例为 2∶1 或 3∶1。②呼吸深长而缓慢，尽量用鼻吸气，用口呼气；一呼一吸掌握在 15 秒左右，深吸气 3～5 秒，屏息 1 秒，然后慢呼气 3～5 秒，再屏气 1 秒。③患者如能够耐受，屏息时间可以延长；若不能耐受，可以不屏气，但吸气要足。④每次训练 5～15 分钟，每日 3～4 次。

3）呼吸肌肌力和耐力训练：利用不同水平的吸气或呼气阻力，进行呼吸肌肌力和耐力训练，常用的方法有吹气球、吹蜡烛等。

吹气球方法：取一个未充气的气球，深吸一口气至不能再吸，稍屏气后对着气球口慢慢吹，直到吹不动为止。

注意事项：根据患者的身体状况量力而行，不在于吹得快或吹得多，只要尽量把气吹出来就可以；每次 15～20 分钟，每天 2～3 次。

（3）尝试使用风扇疗法：原理是通过气流刺激面部三叉神经区域以实现干预效果。患者出现呼吸困难时，吹风扇可使患者面部凉爽减轻呼吸困难的感受、改善焦虑情绪，并且没有不良反应。具体方法是将风扇吹向患者面部，风扇放置的距离以 15～30 厘米为宜，风速大小可根据患者的舒适度进行调整，一般 5 分钟即可起效。使用风扇并不影响对患者本身的治疗，可在氧疗和药物干预的同时辅助使用，也可单独使用。

（4）氧疗：根据患者的病情，必要时可辅助氧疗。家庭氧疗是指对需要长期氧疗的患者在家庭中给氧，应在医生护士的指导下进行，为了确保氧疗安全有效，家属需要注意：氧疗能调节患者心理状态，改善低氧血症。

1）足够的吸氧时间：患者每天吸氧 15 个小时以上才能获得满意的效果，应保证吸氧时长。短期吸氧不仅不能持久纠正缺氧，反而会因吸氧间歇期间的氧分压下降导致缺氧更严重，不利于控制病情。对部分平时没有或者仅有轻度低氧血症者，可以在活动、紧张或者劳累后短时间给氧，以减轻气短等不适感。

2）调节吸氧流量：医务人员会根据患者的病情，告知吸氧流量，一般为 1～2 升 / 分钟，家属既不能调大也不能调小。对于慢阻肺患者，高流量吸氧会加重二氧化碳蓄积，引发肺性脑病。

3）适当温度和湿度：一般吸入氧气的温度为 36℃左右，湿度为 80% 左右。氧气是一种干燥气体，吸入后可导致呼吸道黏膜干燥，因此吸氧时要使用湿化瓶湿化氧气以减轻刺激。

4）合适的吸氧方法：为保证吸氧效果，应选择使用长短、大小适宜的鼻导管和鼻塞或面罩。

5）注意用氧安全：吸氧过程中应防火、防震、防热、防油。氧气瓶应放在阴凉处，室内严禁明火，明火至少距氧气瓶 5 米，冬季暖气片至少距氧气瓶 1 米。搬运氧气筒时应轻拿轻放，避免拖、拉、滑动及摔倒；输氧装置上的阀门、开关接口处严禁涂擦油剂，也不可用带油的手拧螺旋。氧气瓶内氧气不能用尽，一般需留 1mPa，避免再充气时灰尘杂质进入瓶内引起爆炸。

6）观察吸氧效果：吸氧过程中家属要多检查，防止吸氧管打折、扭曲，观察患者缺氧是否得到改善。如效果不佳应查找原因，装置是否通畅，患者是否存在通气、换气障碍。

7）防止感染：目前吸氧用的湿化瓶、鼻导管、鼻塞、面罩等均为一次性灭菌物品，家属定期更换即可。

8）氧疗日记：记录患者每日氧疗时间、流量以及氧疗后的病情变化，为患者的治疗方案提供依据。

9）定期随访复查：为了明确氧疗效果，应陪同患者定期前往医院复查血气分析等。

10）家庭氧疗：一般采用氧气瓶和制氧机，通常推荐制氧机。使用注意事项：①家属应仔细阅读说明书后，再购买、使用制氧机。②制氧机要放置平稳，否则使用时会增加运转的噪声，不能将机器倾斜、倒置或堵住散热排气口。在安静、清洁、干燥的环境下使用，与墙壁或周围物体的间隔大于 20 厘米；远离火源，吸烟时不能使用，避免发生火灾；不用湿的手插、拔电源插头，以免触电。③制氧机开启工作时，切勿将流量计浮球置于“零位”。④注意氧气连接管是否通畅，避免打折、扭曲。⑤定期清洗更换过滤棉，湿化瓶里按要求添加水。⑥用制氧机灌装氧气袋时要特别注意，氧气袋灌满后先拔掉氧气袋插管，再关闭制氧机开关，否则易造成湿化瓶的水负压反吸进入制氧机，引起故障。⑦较长时间不用时，应切断电源，倒掉湿化瓶中的水，擦拭制氧机表面，用塑料罩罩好，放于避光、干燥处保存。⑧为防止突然断电对患者的影响，建议备用一罐钢瓶氧气以便急用。

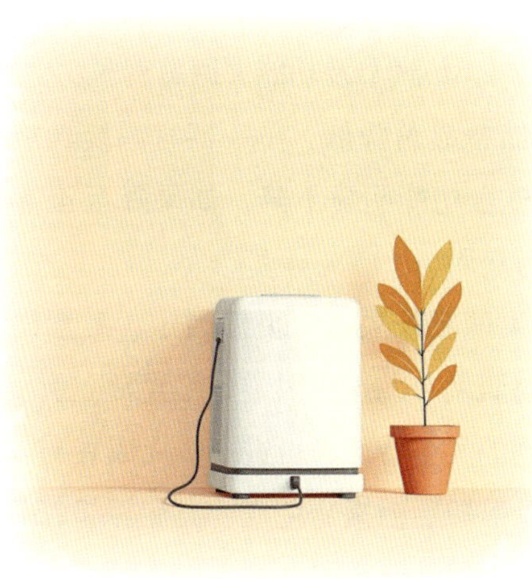

制氧机

衰弱

张先生曾是一位身高 1 米 8 的汉子，但因罹患下咽癌且到了不可逆的晚期，体重不足 50 千克，身体极度衰弱。此外，他还伴有淋巴结肿大、剧烈疼痛等症状，最后连吃东西喝水都困难，需要靠鼻饲进食。这是安宁疗护患者衰弱症状的典型表现。

衰弱是安宁疗护患者的常见症状，是指安宁疗护患者生理储备下降导致机体易损性增加、抗应激能力减退的非特异性状态。家属应及时发现患者的衰弱状态，尽早干预，可以减少跌倒、失能、入院等风险，提高患者的生活质量。

衰弱的原因

普遍认为，系统调节及功能失调是衰弱发生的主要原因。

1. 生理储备显著降低　单一器官系统功能下降，或者多器官系统整合功能明显下降，如果降至正常生理功能的 30%，则称为衰弱。

2. 多个生理系统失调　炎症因子、激素以及神经、营养等参与骨骼肌调节，这些因子分泌异常会引发肌少症，而肌少症是衰弱的关键特征，可进一步促成衰弱。在衰弱的发生发展中，骨骼肌、激素、免疫、炎症等起着关键作用，植物神经系统、中枢神经系统也发挥一定作用。

3. 病理生理变化　活动缺少、营养不良是衰弱发生发展中的两个关键因素。

衰弱的观察

安宁疗护患者衰弱以体重减轻、疲劳、意识障碍、步态或平衡障碍等为主。

1. 体重下降 由于疾病影响或食欲减退，患者可能会出现体重下降的情况。这可能导致营养不良、疲劳和虚弱。

2. 肌肉萎缩 由于长期卧床或缺乏运动，患者可能会出现肌肉萎缩的现象。这会降低患者的活动能力和生活质量。

3. 免疫力下降 衰弱的患者免疫系统功能可能会下降，导致容易感染疾病。

4. 呼吸困难 尤其是患有呼吸系统疾病的患者，可能会出现呼吸困难（气促）的症状。这可能需要进行氧疗。

5. 神志不清 患者可能会出现神志不清、意识模糊的症状。这可能是由于疾病进展或药物治疗的副作用。

6. 睡眠障碍 患者可能出现睡眠障碍，如失眠、嗜睡或睡眠节律紊乱。这会影响患者的休息和恢复。

7. 情绪问题 衰弱的患者可能出现情绪问题，如焦虑、抑郁等。这需要心理支持和关怀。

衰弱的照护

1. 及时准确评估 作为照顾者，家属应学会及时、准确识别患者衰弱状态，具体内容包括不明原因的体重下降、疲乏、握力下降、行走速度下降、躯体活动降低、体力活动下降等症状，引起重视，及时寻求医疗支持。

2. 营养管理 家属要与医生或营养师沟通，了解患者所需的营养和能量，以及是否有特殊的饮食要求或限制，为患者提供合适的饮食。建议每日摄入足够的蛋白质、氨基酸，尤其是亮氨酸对肌肉蛋白质合成具有积极作用。亮氨酸每天至少摄入 3 克，或每天每千克体重摄入 0.8 ~ 1.2 克高质量蛋白质，同时应考虑患者的肾功能情况。若患者维生素 D 缺乏可补充维生素 D，剂量为每天 800 ~ 1 000 国际单位。在饮食的基础上适当补充口服营养制剂可改善营养状况。同时，注意控制盐分、糖分和饱和脂肪的摄入。由于患者的消化功能减弱，可以增加餐次，减少每餐的食量，以减轻消化负担。根据患者的咀嚼和吞咽能力，可以调整食物的质地，如将食物切碎或搅拌成糊状。

3. 药物管理 患者常存在的其他疾病也可能导致衰弱，如心力衰竭、肾衰竭、认知功能受损、糖尿病、抑郁等，均可促进衰弱的发生与发展。衰弱的预防和治疗应包括积极管理患者现在存在的其他疾病，尤其重视处理可逆转疾病。评估衰弱患者用药合理性并及时纠正不恰当用药，减少不合理用药。

4. 运动锻炼 运动锻炼是提高患者生活质量和身体机能的有效方法。患者体力受到限制，不能直接完成高强度运动，因此建议在做好安全风险评估和对患者保护前提下进行主动运动和被动运动。

（1）主动运动

1）手指、手腕运动：拇指与其余四指做对指运动。包括：①五指充分张开、外展及并拢、握拳运动；手掌背屈、掌屈运动。②手掌顺时针、逆时针旋转运动。③用指尖垫底，两手指交替前进如迈步地运动。④玩核桃、握力圈等。

患者可取仰卧位，胳膊两侧伸直，先将双手握拳，由松到紧，握住之后停 5 秒钟，再将双拳打开，尽量伸直十指，反复练习。患者取仰卧位，将胳膊向上伸直，手腕上下抖动，速度和频率根据患者的体力和行动能力决定。

2）颈部运动：腰背挺直，尽量让颈部伸展，双臂放松，肩膀向后微微张开。头部缓慢偏向左侧，让左耳向左肩贴近，使右侧颈肩肌肉感到绷紧为止，保持一会儿，缓慢放松回到原位；再将头部慢慢偏向右侧，让右耳与右肩靠近，保持一会儿，缓慢放松恢复到原位。

3）仰卧位肩部运动：患者取仰卧位，调匀呼吸，先将两侧胳膊尽量向下伸直，再慢慢举起，从前方向头部上举然后慢慢还原，反复练习。每天做 2 或 3 次，每次重复 7 ~ 10 遍。

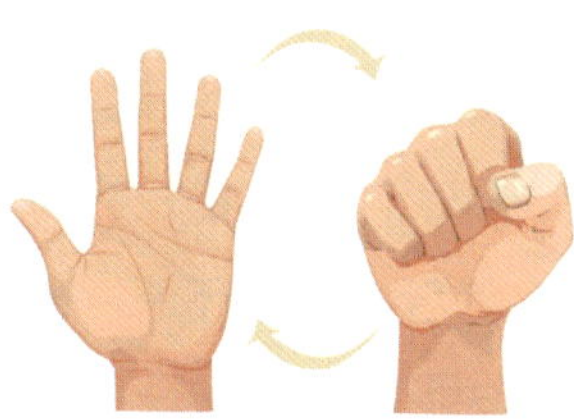

手指、手腕运动

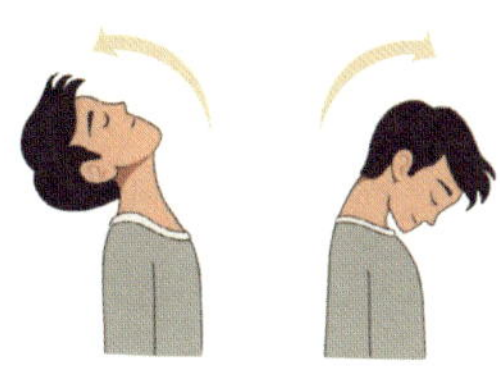

颈部运动

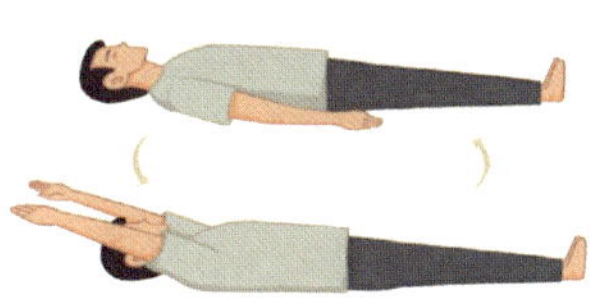

仰卧位肩部运动

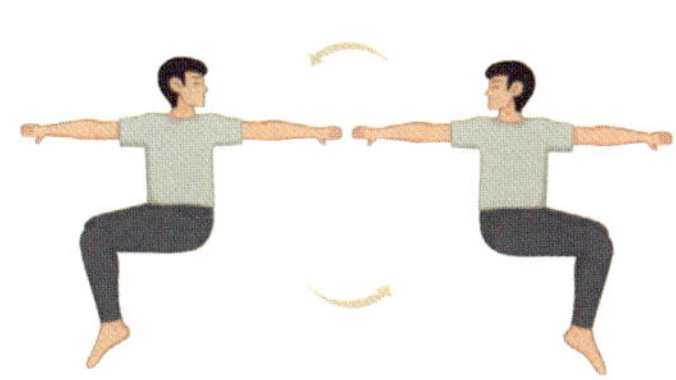

仰卧位腰部躯干运动

4）腰部躯干运动：患者取仰卧位，双膝慢慢屈起，再慢慢向左边倒下，同时头部尽量向右边转动，保持 5 秒钟之后还原；再将双膝慢慢向右边倒下，同时头部尽量向左边转动，保持 5 秒钟之后还原。反复练习。如果在做的过程中腿部抖动，可以请照护者帮忙，轻轻扶住膝盖。

5）腿、膝关节、髋关节运动

膝关节：伸腿、屈膝运动；髋关节：抬腿、大腿内收、大腿外展及旋转运动。患者全程取仰卧位，双臂自然放身体两侧。

单腿练习：右腿，慢慢弯膝盖，右脚踩床→停 5 秒→慢慢伸直；左腿，同上。左右交替，重复练习。

双腿练习：双腿并拢伸直→同时慢慢弯膝盖，双脚踩床→停 5 秒→慢慢伸直还原。重复练习。

6）脚趾、脚腕运动：脚趾伸展、收拢屈曲；足背屈、蹬踏、足内收、足外翻运动。患者取仰卧位，双腿伸直，先将左脚尽量绷直，脚尖往外，坚持 5 秒，然后放松；再将左脚往里勾紧，脚尖内收，坚持 5 秒，然后放松，还原。对侧用同样的方法练习。

7）上半身前后运动：患者坐在床的一侧，双脚并拢，双手放在膝盖上，先将上半身慢慢向前屈，再恢复原位；上半身慢慢往后仰，再恢复原位。

8）下肢运动：患者取坐姿，最好坐在比较宽敞的床边或者硬质沙发上，不要坐在比较窄的椅子上。先将双脚并拢，慢慢地向左边转腿，恢复原位；再向右边转腿，恢复原位。反复练习。如果患者坐不稳，可以手扶床头。

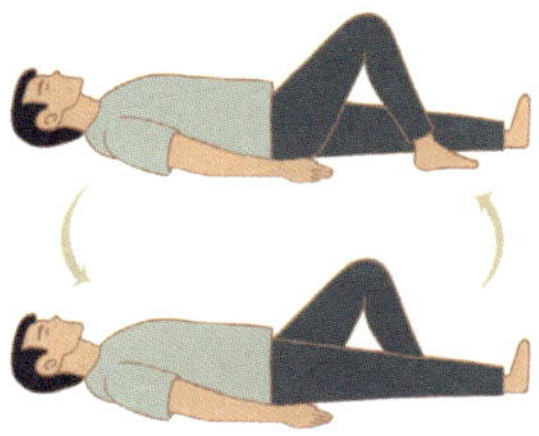

仰卧位腿、膝关节、髋关节运动

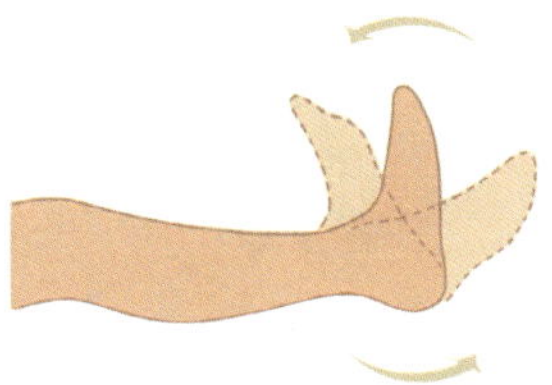

趾、脚腕运动

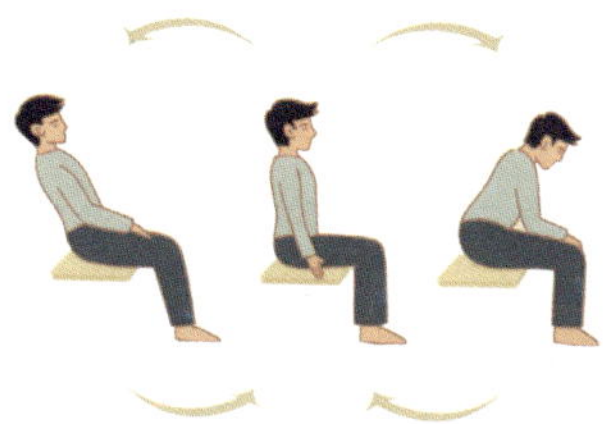

上半身前后运动

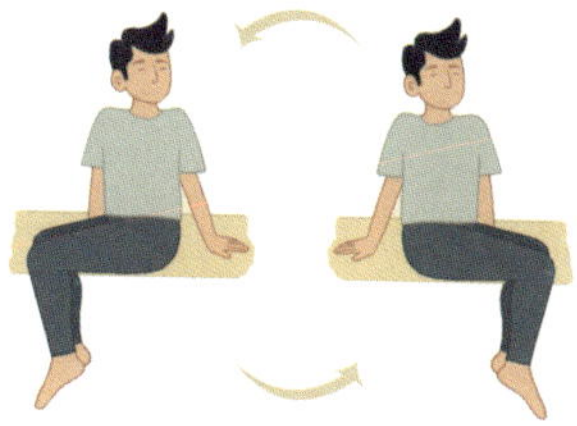

下肢运动

9）抬起半侧臀部运动：患者坐在床的一侧，双脚稍微分开，保持上身正直，双手适当分开保持平衡，先将左边臀部慢慢抬起，稍微往前移动，再往后移动，最后恢复原位；再将右边臀部慢慢抬起，稍微往前移动，再往后移动，最后恢复原位，反复练习。

（2）被动运动：患者不能进行主动锻炼时，应由照护者协助进行被动锻炼。各关节，包括上肢的肩。肘、腕及手指关节，下肢的髋、膝、脚踝及脚趾关节；各方向，包括前、后、上、下、左、右的活动。活动顺序由大关节至小关节，幅度由小到大，速度缓慢、手法轻柔，循序渐进进行运动。

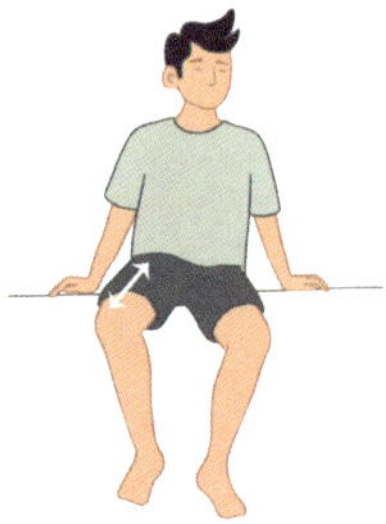

抬起半侧臀部运动

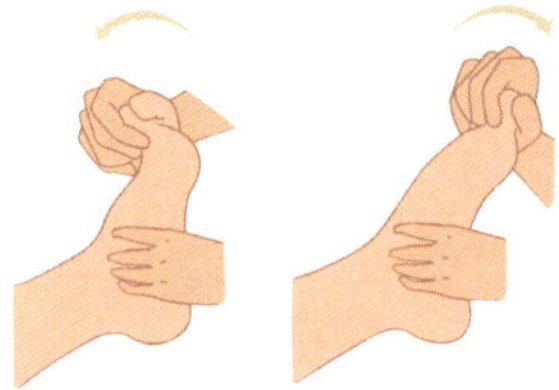

脚趾运动

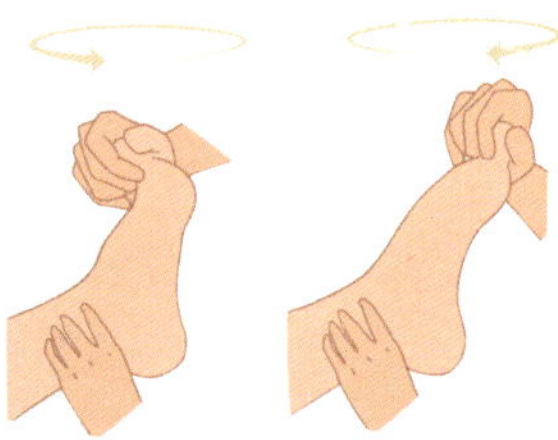

脚腕运动

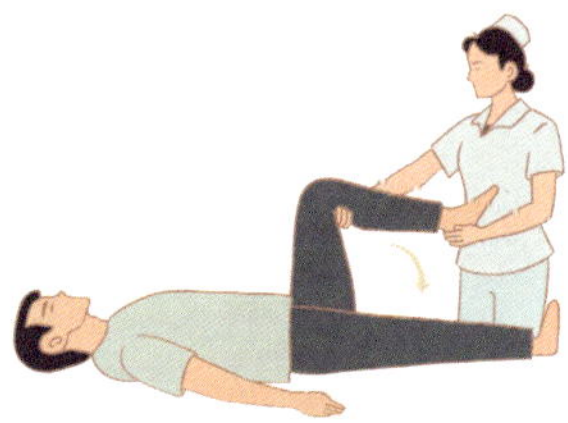

脚的开合运动

1）脚趾运动：患者取坐姿或者仰卧，调匀呼吸，照护者用一只手握住患者左脚脚掌，另一只手握住患者左脚脚趾，做向上、向下的屈伸活动。对侧用同样的方法进行，反复练习。

2）脚腕运动：患者取坐姿或者仰卧，调匀呼吸，照护者用一只手握住患者左脚脚跟，另一只手握住患者左脚脚趾，做向上、向下的屈伸活动，再做顺时针、逆时针的旋转。对侧用同样的方法进行，反复练习。

3）脚的开合运动：患者取仰卧位，双腿伸直。照护者一手托住患者右边膝盖下面，另一只手握住患者右侧脚后跟，将患者的右腿慢慢向上抬起。保持患者的右腿上抬姿势，再将患者的右腿慢慢向外侧分开，最后慢慢内合，恢复原位，对侧用同样方法练习，反复练习。

4）髋关节运动：患者取仰卧位，双腿伸直。照护者一手托住患者右边膝盖下面，另一只手握住患者右侧脚后跟，将患者的右腿慢慢向上抬起，并使其屈膝，同时使膝关节慢慢向胸部靠拢。最后将患者的膝盖伸直，轻轻放下。对侧用同样的方法进行，反复练习。照护者的动作一定要轻柔、缓慢，如果患者在做此练习的时候感到疼痛，要立即停止。

5）扭腰运动：患者取仰卧位，双腿伸直。照护者抱住患者的双腿，使患者屈膝。先将患者的双膝向左边放倒，并让患者头部转向右侧；再将患者的双膝向右边放倒，并让患者的头部转向左侧。反复练习。此练习能够很好地锻炼腰部和骨盆。开始练习的时候要动作缓慢，幅度小一点儿，等到熟练之后再慢慢增加运动的幅度，以免患者感到疼痛。

6）肘部运动：患者取仰卧位，双腿伸直，全身放松，呼吸调匀。照护者用一只手压住患者的左上臂，另一只手握住患者的左前臂，让患者做缓慢的肘部屈伸运动。对侧用同样的方法进行，反复练习。

7）肩部运动：患者取仰卧位，双腿伸直，全身放松，呼吸调匀。照护者先用一只手握住患者的右臂肘部下方，另一只手握住右手手腕，使患者的右上臂抬起成侧平举状态。然后慢慢放下，还原。对侧用同样的方法进行，反复练习。

8）手部运动：患者取仰卧位，双腿伸直，全身放松，呼吸调匀。照护者一手握住患者右手手腕，另一只手握住患者右手手指，使其伸直，然后慢慢地使患者的右手手腕向后方屈曲，最后还原。对侧用同样的方法进行，反复练习。

9）拇指运动：患者取任意舒适体位，照护者一只手握住患者右手拇指，另一只手握住患者右手其余四指。先将患者拇指按顺时针方向旋转，再按逆时针方向旋转。对侧用同样的方法进行，反复练习。

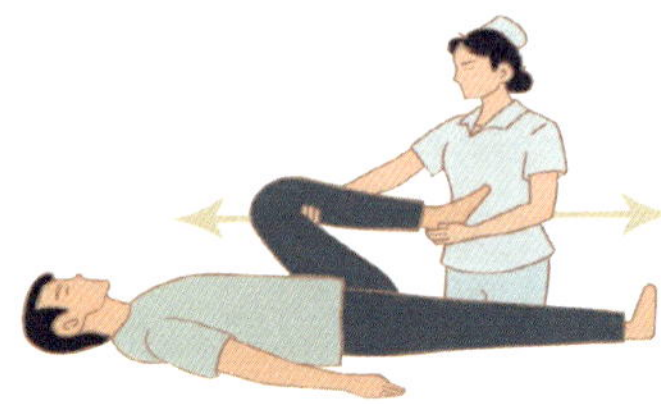

髋关节运动

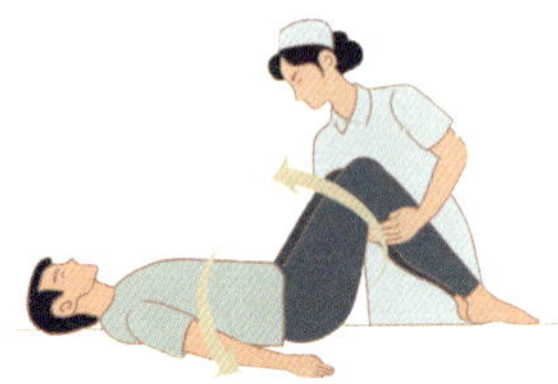

扭腰运动

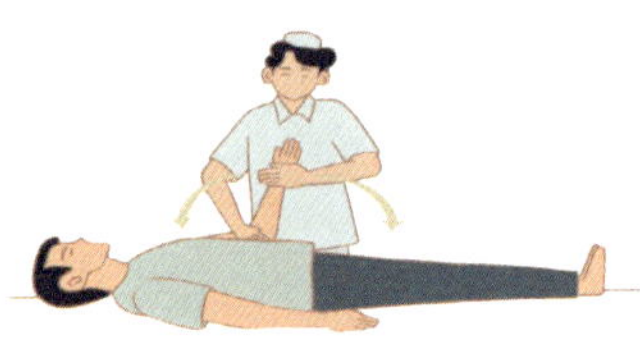

肘部运动

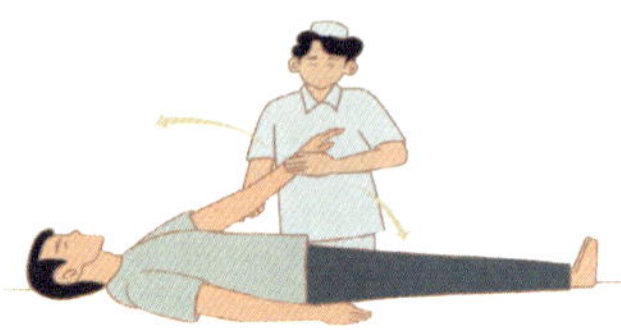

肩部运动

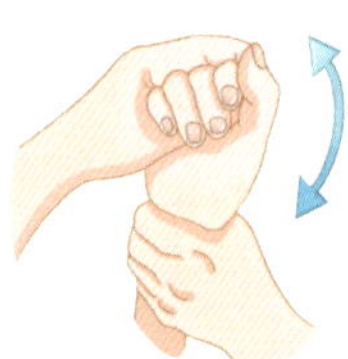

手部运动

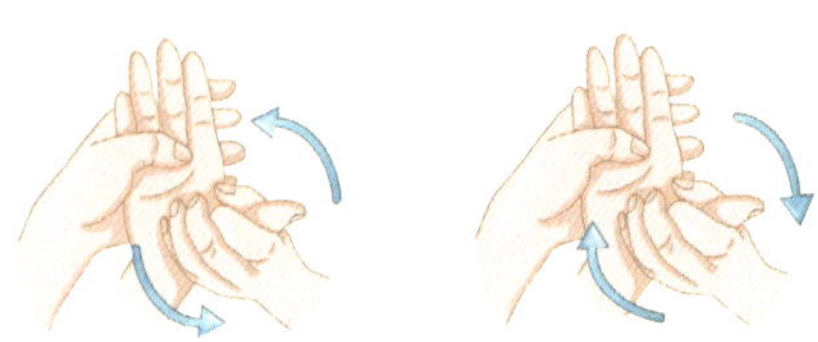

拇指运动

腹胀

李伯伯，一位长期与癌症抗争的老人，此刻正安静地躺在安宁疗护病房的床上。腹腔大量的腹水影响了身体的翻身或移动，也让其感到呼吸困难，甚至有一种窒息的错觉。腹胀带来的不仅仅是身体上的不适，食欲也大减，曾经喜爱的食物如今都变得索然无味。

正常人胃肠道内存在一定量（100～200毫升）的气体，气体多位于胃与结肠内，小肠腔内气体较少。大多数人的身体每日会产生500～2 000毫升气体，由身体产生的气体必须被释放出去，或从口（嗳气）或从直肠（放屁）排出。当产生的气体量过多，聚集在消化道时，则会导致腹部有膨胀感，叩之呈鼓音。当胃肠道内聚集过量的气体时，称为腹部胀气，简称“腹胀”。腹胀的发生会导致膈肌升高，使肺通气量受阻，影响呼吸功能，同时会影响康复，给患者带来痛苦，使家属忧虑。

腹胀的原因

安宁疗护患者腹胀可能由多种情况引起，主要包括以下几方面。

1. 消化系统功能衰竭 患者的消化系统功能逐渐减弱或衰竭，胃肠道不能正常消化和吸收食物。当食物堆积在肠道内，会造成小腹胀满和胀气。

2. 营养不良与低蛋白血症 患者通常无法正常进食，

这会导致营养不良。若患者本身患有慢性疾病或恶性肿瘤，可能会进一步导致大量蛋白质丢失，从而诱发低蛋白血症。低蛋白血症会造成腹腔积液，进而引发小腹胀疼。

3. 恶性肿瘤 如果患者患有肠癌等恶性肿瘤，在临终前，肿瘤体积可能会增大，压迫肠道，引起肠道梗阻。这会导致小腹胀硬、排气和排便受阻。

4. 腹腔内液体积聚 除了低蛋白血症导致的腹腔积液外，其他原因，如肝硬化腹水、腹腔内感染等也可能导致腹腔内液体积聚，从而引起腹胀。

5. 肠道菌群失调 由于患者身体抵抗力较差，可能会出现肠道菌群失调的情况。这会导致肠道内气体产生过多，从而引起腹胀、腹泻等不适症状。

6. 药物副作用 某些药物，如镇痛药、抗生素等，可能会引起胃肠道副作用，导致腹胀。

7. 缺乏运动 长期卧床或缺乏运动会导致胃肠道蠕动减慢，进而引发腹胀。

8. 心理因素 如情绪低落、焦虑等，可能影响消化系统的正常功能，导致腹胀。

腹胀的观察

腹胀是一种常见的消化系统症状，主观上可以感到腹部的一部分或全腹部胀满；检查发现腹部膨隆。具体表现如下。

1. 腹部膨胀感 腹部明显增大，充满气体，可能伴随着紧绷感，有时候会有气体的声音。

2. 腹痛　腹胀可能导致腹部疼痛，位置可能不固定。

3. 恶心与呕吐　腹胀可能引发恶心感，甚至呕吐。

4. 食欲减退　腹胀可能导致食欲减退，不愿进食。

5. 排气与排便异常　排气（放屁）增多或减少，排便困难或腹泻等。

6. 呼吸困难　夜间平躺时，可能会因为腹胀导致呼吸不畅。

可以根据症状的严重程度分为轻度、中度、重度三个等级。轻度腹胀：表现为腹部轻微胀气感，通常在饭后较为明显，排气后可缓解，不影响正常生活和工作。中度腹胀：腹部胀气感较明显，可能伴随轻微胀痛或不适感，排气后可暂时缓解，但反复出现；重度腹胀：腹部胀气感非常明显，可能伴有剧烈胀痛或不适感，排气后无法缓解，严重影响生活和工作，需要及时就医。

腹胀的照护

1. 饮食调整　建议患者进食清淡、易消化的食物，如小米粥、南瓜粥、面条等，避免进食油腻、辛辣、不易消化的食物。增加膳食纤维的摄入，如芹菜、玉米、香蕉、火龙果等，以促进肠道蠕动，但需要注意避免食用过多易产气的食物，如豆类、洋葱等。重度腹胀需要禁食观察。

2. 适当运动　在患者身体状况允许的情况下，家属应鼓励其进行适当的运动，如散步、打太极拳等，以促进胃肠道蠕动。

3. 腹部按摩 适当进行腹部按摩，有助于促进肠道蠕动和排气，缓解腹部胀气。可以尝试顺时针方向轻轻按摩腹部，每天 2 或 3 次，每次 5 ~ 10 分钟。

4. 药物治疗 在医生的指导下，家属协助患者使用促进胃肠道蠕动的药物，如多潘立酮片、莫沙必利等。对于肠道菌群失调的患者，可以使用益生菌等药物来调节肠道菌群。

5. 病因治疗 若腹胀由腹水引起，可考虑进行腹腔穿刺抽液以缓解症状。若由肠道梗阻引起，需要根据具体情况采取相应措施，如使用中药软坚散结等。

6. 心理支持 家属给予患者充分的心理支持，以减轻其焦虑、抑郁等负性情绪，有助于缓解腹胀症状。

7. 病情观察 家属密切观察患者的腹胀情况，及时与安宁疗护团队联系，以确保腹胀症状得到有效缓解。

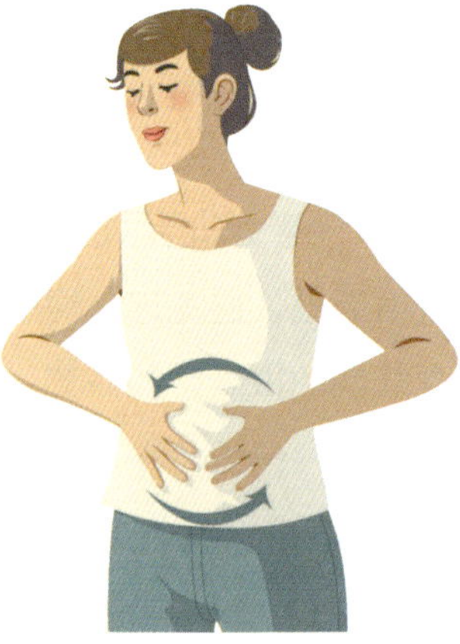

腹部按摩

谵妄

一直温文尔雅的患者王奶奶，傍晚时突然情绪激动、言语混乱，拔掉了输液针头、吸氧管，在病房大吵大闹。护士安抚无效，通知值班医师后给予硫酸吗啡肌内注射、盐酸右美托咪定泵入，在药物作用下终于安静休息。王奶奶的这些表现，就是谵妄。

谵妄是一种急性发作的脑功能障碍，主要表现为不同程度的认知改变和意识水平下降、思维紊乱，伴有定向记忆障碍以及紧张、恐惧、愤怒等情绪，是安宁疗护患者常见的症状之一。

谵妄的原因

谵妄一般是由多种原因引起的，安宁疗护患者往往存在多种用药和多系统衰竭的复杂情况，这些情况均有可能诱发谵妄。

1. 感染 生命末期患者抵抗力低下易并发感染，炎性细胞因子的急性释放可导致患者血脑屏障受损而出现脑水肿，从而引发谵妄。

2. 睡眠障碍 睡眠模式的改变可导致认知功能严重损害和情绪变化，睡眠质量越差，其睡眠 - 觉醒周期紊乱的风险就越大，患者易发生记忆力衰退等行为改变。

3. 药物因素 生命末期患者会使用到各种各样的药物，阿片类药物、抗组胺类药物、精神类药物、抗惊厥药物、治疗帕金森药物、非甾体抗炎药、激素、呋塞米、地高辛等，都有可能诱发谵妄。

4. 代谢紊乱 高钙血症、低钠血症、低血糖、脱水。

5. 器质性病变 脑转移、颅内压增高、肾衰竭、肝衰竭。

6. 情绪 恐惧、焦虑、意识混乱。

7. 环境 过冷、过热。

8. 其他 疼痛、贫血、发热、尿潴留、便秘。

谵妄的观察

谵妄的表现 谵妄通常急性发作，起病时间短（数小时或数天），各种症状在一天内具有波动性，且常有昼轻夜重的特点。

(1) 意识障碍：是谵妄标志性的症状，表现为对周围环境的认知障碍，包括对时间、人物、地点的定向障碍，注意力不集中，思维无逻辑不连贯，记忆力（特别是近期记忆）下降。谵妄患者很容易受环境变化的影响而分散注意力，可能记不住指令而要求对方重复所提出的问题。

(2) 知觉障碍：误解看到的事物，甚至产生错觉或幻觉。幻觉是谵妄患者经常出现的症状，尤以幻视最为常见，幻视内容可以从简单的图形、光线、颜色到无生命的物体、动植物、昆虫猛兽等，多生动而逼真。有些患者则会出现幻听。谵妄患者经常会有不连贯的思绪，甚至是出现妄想（如被害妄想），有些患者会伸手去摸拍、搏斗反抗、大声喊叫、与之对话或者试图逃跑。在这些知觉障碍的影响下，患者多伴有紧张、恐惧和相应的兴奋不安、行为冲动，甚至造成外伤或意外。

（3）睡眠 - 觉醒周期紊乱：在谵妄患者中很常见，表现为睡眠减少，睡眠倒错（即白天嗜睡、夜间失眠），甚至彻夜不睡，很多患者还会在夜间失眠时出现躁动不安的表现。当合并意识障碍时，患者可能会发生危险，如坠床、乱拔输液管、自行拔除鼻胃管或尿管等重要管道。

（4）精神运动障碍：可以是精神运动性兴奋，如大喊大叫、攻击冲动等不协调性兴奋，甚至会出现攀爬、毁物、冲动伤人、自伤等；也可表现为精神运动性抑制，如嗜睡、少语或退缩行为。

谵妄表现的症状一般与患者过去的生活经历有密切的关系，因此偶有照顾者误以为患者是清醒的，而把患者的言语内容当真，造成一些不必要的困扰。

谵妄的照护

谵妄发生时患者往往存在烦躁、紧张、恐惧情绪，并伴有攻击性行为，极易对自身造成伤害。由于家属更熟悉患者的情感表达、语言习惯、特殊需求等，因此鼓励家属参与管理，以最大限度保证患者安全。

1. 预防诱因　谵妄在安宁疗护患者中发生率高，预防诱发因素是首要任务。30% ~ 40% 的谵妄可以预防，首选非药物预防干预，通常采取以下措施。

预防谵妄的措施

临床情况	预防措施
认知功能损害或定向力障碍	· 适当的光线和清晰的标识 · 可看到钟表和日历(让患者保留时间定向) · 向患者解释他在哪里,他是谁;他的角色是什么(让患者重新定位) · 进行刺激认知,如回忆旧事 · 鼓励家人和朋友经常探望
脱水或便秘	· 鼓励患者喝水,必要时给予静脉补液 · 对有合并症(如心力衰竭或慢性肾疾病)又需要控制液体平衡的患者,必要时向医务人员寻求帮助
低氧血症	评价低氧血症的情况,必要时遵医嘱吸氧,保证氧饱和度
感染	· 遵医嘱治疗感染 · 避免不必要的置管
多种情况并存	在医生的指导下,对服用多种药物的患者进行药物核查,考虑药物的数量和类型
疼痛	· 正确评估疼痛 · 对发现或可疑有疼痛的患者,遵医嘱采用合适的镇痛治疗方案
感觉受损	· 去除任何导致损伤的可逆性因素,如耵聍(耳屎)阻塞 · 对需要助听器或者眼镜的患者,要保证这些设施随时可以得到
睡眠障碍	· 如果有可能,在睡眠时间尽量避免影响患者 · 调整用药物时间,避免干扰睡眠 · 在睡眠时间,将噪声降到最低

如果患者出现谵妄，应尽早采取非药物及药物治疗进行干预。非药物干预可以改善患者的症状，促进认知好转；单独使用非药物治疗或支持疗法对控制谵妄无效时，可联合使用药物治疗。

2. 非药物干预

（1）适宜环境：保持环境安静、空气流通、温度适宜、床铺整洁，避免冲突及过度声光刺激，说话轻声，不在患者身边交谈和讨论病情，可播放轻柔舒缓的音乐。

（2）促进舒适：尽量由患者最熟悉的人照顾，如配偶、子女，做好生活照护，让患者留在熟悉的环境中，尽量保持日常的生活作息，像对待常人一样尊重患者。不约束或禁锢，甚至捆绑，避免增加患者的激惹程度与外伤风险。如果患者有自伤或伤人行为，其他的方法又不能有效控制时，可拉上床栏、使用适当的躯体限制和活动空间限制。

（3）保障安全

1）家属与患者住一间房或陪伴，以便近距离密切观察病情变化。意识障碍的患者不能正确判断周围环境，同时受幻觉或错觉影响，有可能发生伤人、毁物、自伤或其他意外，因此最好安排专人24小时陪护。

2）患者躁动不安时，应正确保护。如用棉被、软垫包裹床栏，防止患者跌倒或受伤；移除刀具、锐器、玻璃瓷器、绳索、杀虫剂、洗涤剂、化学品等危险物品，不在房间内存放药品；暂时关闭阳台和限制窗户打开的宽度，避免患者发生激越行为导致意外，预防重物撞击和高空坠落；若患者平时佩戴眼镜或助听器则继续佩戴，使他们能够看清或听清，消除恐慌，增强安全感。

3）加强输液管道，如胸腔引流管、腹腔引流管、导尿管等管道的固定与管理，尽量避免管道出现在患者视野范围中。

（4）睡眠管理：谵妄患者病程波动，朝轻暮重。白天尽量不要让患者睡觉，拉开窗帘，适当沐浴阳光；晚上则减少活动与灯光，让患者直观感知昼夜时间变化。夜间灯光应柔和暗淡，尽量减少人员走动与开关门，患者可使用耳塞、眼罩等，降低噪声避免惊扰，确保睡眠充足，促进大脑功能恢复，从而尽量保证正常的睡眠-觉醒周期。

（5）心理支持：家属应稳定患者情绪，给予精神和情感上的支持，尽量满足其合理要求，避免一切激惹因素。与患者及时有效地沟通，谵妄患者可间歇性清醒，清醒时家属向其解释病情变化的原因，强调谵妄并非患者精神心理疾病或性格脾气问题，做好安抚。认真对待和解决患者恐惧或焦虑的感受，对患者的诉说与提问予以回应和回答，以缓解紧张、茫然和心理阻抗。

（6）其他干预

1）恢复定向力：经常提醒患者当前具体时间、所在地点、身边陪伴者的身份和姓名、住院的原因以及医院的名字等；将日历、钟表、家庭照片等放在患者能看到的地方；对需要眼镜和助听器的患者，确保他能够方便地取用。

2）合理的饮食：给予患者充足的营养，监控液体入量，可经口饮入含盐的液体以补充水分，如汤、果汁、蔬菜汁。

3）大小便管理：进行有效的胃肠道及大小便管理，促进患者规律排便。

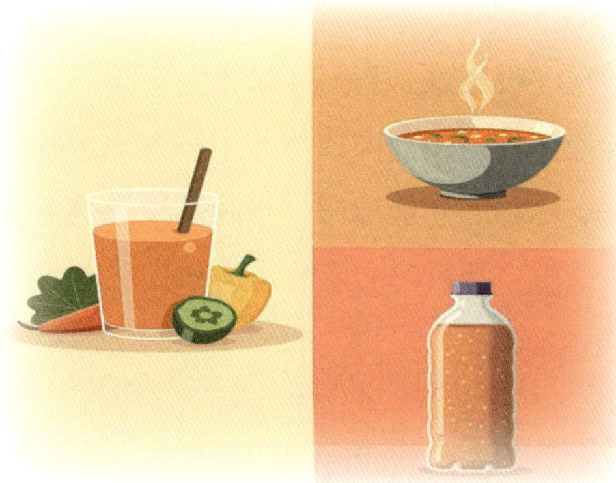

汤、果汁、蔬菜汁

3. 对因治疗

(1)药物治疗纠正可逆因素，例如：①伴有颅内压增高，应予脱水、地塞米松治疗；②存在感染和代谢性疾病，予抗炎、吸氧、改善肝肾功能、纠正酸碱平衡与电解质紊乱等。

(2)若是药物性因素，则减少或停用引起意识混乱的药物。

(3)当患者过度激越、精神症状突出或者对自身及他人有潜在危险时，为尽快纠正患者躁动混乱的情绪，医生会予以药物治疗。家属请听从安宁疗护团队的指导。

水肿

肺癌晚期的张奶奶入院时，双下肢出现轻度水肿，按压后有轻微凹陷，且恢复较慢，伴随乏力、食欲不振、夜间咳嗽等症状。随着病情发展，水肿逐渐蔓延至双上肢及躯干。

皮肤变得紧绷、发亮，甚至有轻微疼痛感。由于胸腔积液增多张奶奶出现呼吸困难、胸闷等症状。

过多的液体在组织间隙或体腔中积聚称水肿，会导致水肿部位肿胀、疼痛、功能障碍。水肿不仅影响美观，还会引起疼痛和不适感，严重时会影响运动和日常生活。

水肿的原因

水肿的发病因素主要有两大方面：①组织间液的生成大于回流——血管内外液体交换失衡导致组织间液增多；②体内水钠潴留——细胞外液增多导致组织间液增多。

水肿常见于某些疾病，如肾脏病、心脏病、肝病等，都会造成水肿。低蛋白血症也会导致水肿，如蛋白质摄取不足或排泄过量。如果久坐不动，下肢血液循环不畅，造成下肢水肿的情况比较普遍。

水肿的观察

1. 水肿的分级 按照严重程度分为轻、中、重度三级，分级不同，临床表现也有所不同。

(1) 轻度水肿：脚踝部水肿以及轻微颜面部水肿，一般在足背和脚踝部位出现凹陷性水肿，也可表现为晨起时眼睑等面部皮下疏松的部位存在轻微水肿，活动后可消退。

(2) 中度水肿：下肢水肿范围可能由足踝到小腿，患者的胫骨前可能出现凹陷性水肿，此时水肿较明显。

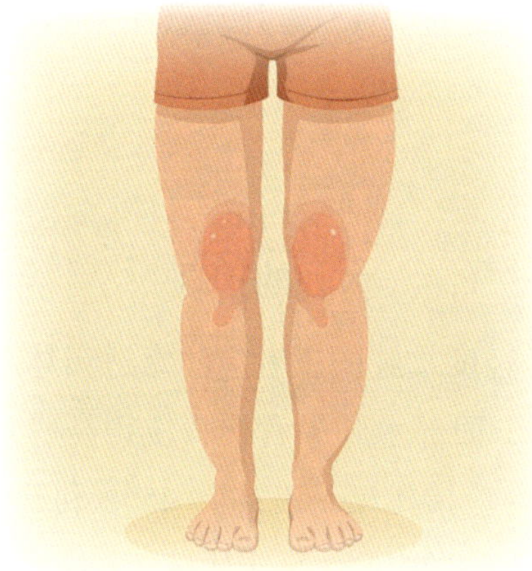

下肢水肿

（3）重度水肿：下肢的水肿范围由足踝、小腿一直到大腿部位，出现凹陷性水肿。严重的患者还可以出现胸腔积液和腹腔积液，甚至是全身水肿，包括颜面部以及球结膜水肿。如果是卧床的患者，腰骶部的皮下也可以出现明显的凹陷性水肿。

2. 水肿的分布 水肿分为全身水肿和局部水肿，全身性水肿常为对称性，一般以下垂部位最为显著，且多表现在组织松弛的部位，如眼睑、面颊、踝部及阴囊等处。局部性水肿则可发生在身体任何部位。

3. 水肿部位的表现 水肿部位由于组织间液增多，因而表现肿胀、皮肤绷紧、弹性降低、组织重量增加。非炎症性水肿还表现水肿部位颜色苍白、温度偏低，在凹陷性水肿的部位皮肤破损处可有组织液溢出。

4. 体重的变化 在条件允许情况下，多次检测水肿患者体重，观察体重的增减，是判定患者水肿消长的敏感和最有价值的指标。

水肿的护理

1. 休息 轻度水肿的患者应注意适当休息，严禁剧烈活动，对眼睑、面部水肿患者枕头应稍高些，双下肢水肿者，卧床休息时应抬高双下肢 30° ~ 45°，利于血液循环，减轻水肿。严重水肿者应绝对卧床休息，并应经常改变体位，有胸腹腔积液致呼吸困难者取半卧位，适当进行床上活动，防止肢体静脉血栓形成。

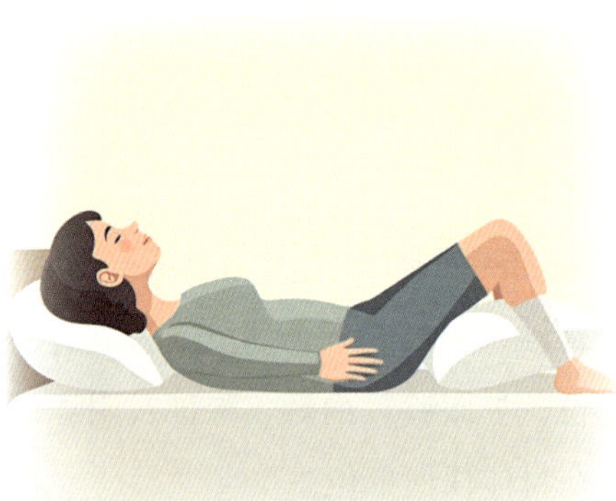

水肿休息体位

2. 体位 胸腔积液、腹腔积液者取坐位或半坐位，以利于呼吸。阴囊水肿者用阴囊托带托起阴囊以利水肿消退，同时注意局部皮肤护理，防止溃破。下肢水肿者应减少站立或坐位时间，尽量平卧，抬高下肢，以减轻水肿。

3. 饮食

（1）水盐摄入：轻度水肿每日尿量 > 1 000 毫升，不用过分限水，钠盐限制在每日 3 克以内，包括含钠食物及饮料，如香肠、咸肉、罐头食品等，严重水肿伴少尿每日摄水量限制在 1 000 毫升内，进无盐饮食，用糖、醋、葱等调味品以增加食欲。

（2）蛋白质的摄入：低蛋白饮食可减缓肾功能损害的发展，严重水肿伴低蛋白血症患者蛋白质摄入，每日每千克体重 1 克，60% 以上为优质蛋白；中轻度水肿患者蛋白质摄入，每日每千克体重 0.5 ~ 0.6 克，60% 以上为优质蛋白，如鸡蛋、瘦肉、鲜牛奶等，在摄入蛋白质的同时，必须有充足的热量摄入，每日每千克体重 126 ~ 147 千焦。

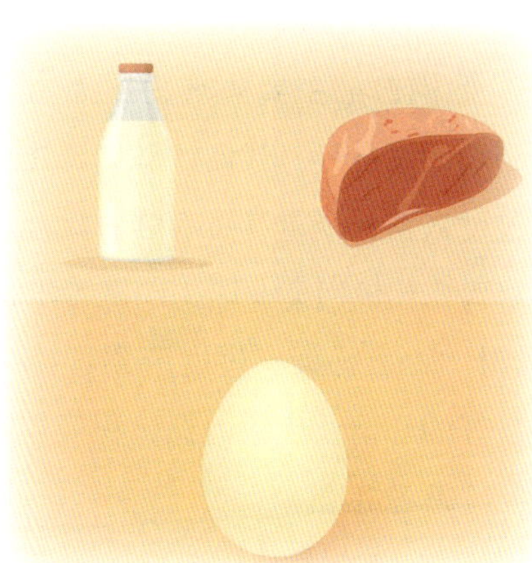

优质蛋白

4. 皮肤护理

（1）保护皮肤免受损伤：衣着柔软、宽松，床铺平整、干燥，避免水肿部位皮肤受摩擦和破损。长期卧床者，局部组织受压，血液循环障碍，可加重水肿，加之重力作用，液体积聚于骶尾部，极易发生压疮，必须协助患者定时更换体位，预防压疮。

（2）预防皮肤感染，保持皮肤清洁，使用利尿剂尿频者注意会阴部清洁。

5. 用药管理

（1）合理安排用药时间，促进排尿的药物不宜在晚间服用，以免因夜尿过多影响患者睡眠。

（2）观察药物疗效，记录患者 24 小时尿量及体重变化，观察水肿有无消退。

（3）观察药物不良反应，观察有无低钾血症、低钠血症、代谢性碱中毒等药物不良反应。低钾血症表现为软弱无力，恶心、呕吐、腹胀，肠蠕动减弱或消失，心率早期增快并有心律失常。低钠血症主要表现为肌无力、肌痉挛、口干、眩晕、胃肠功能紊乱等。代谢性碱中毒主要表现为易激动、神经肌肉过度兴奋，严重者可有强直性痉挛。当不能判断和处理时，家属要积极向专业医护团队寻求帮助。

6. 避免诱因 防止感染、过度劳累、情绪变化等使水肿加重，保持良好的心情及生活习惯，积极控制饮食，配合治疗和护理，促进患者舒适。

7. 功能锻炼 鼓励患者进行锻炼，如果运动受限，可以进行被动运动，在无痛范围内缓慢移动关节。如有可能，肿胀的四肢也应抬高，以确保整个四肢得到支撑。当患者在床上侧卧时，确保肿胀的手臂不压在身体下面，并在肿胀的腿之间放置枕头。用吊带支撑手臂可以防止进一步的重力膨胀，减少肩膀和颈部肌肉的紧张。

恶心与呕吐

“已经一个星期了，我每天都要呕吐七八次，吃什么吐什么，不吃东西也会吐，胆汁都吐出来了，这么难受的日子什么时候才是个头啊？”

恶心与呕吐是安宁疗护患者常见的胃肠道不适症状，给患者和家属造成较大困扰。严重的恶心呕吐不仅影响食欲，呕吐还会导致体内的水分、电解质大量丢失，造成全身性的水和电解质紊乱，甚至危及生命。

恶心与呕吐的原因

恶心是上腹部不适和紧迫欲吐的感觉，可伴有皮肤苍白、出汗、流涎、血压降低及心动过缓等迷走神经兴奋的症状，常为呕吐的前奏。呕吐是通过胃的强烈收缩迫使胃或部分小肠内容物经食管、口腔而排出体外的现象。一般恶心后随之呕吐，也可仅有恶心而无呕吐，或仅有呕吐而无恶心，两者均为复杂的反射动作。

一般而言，恶心与呕吐是由中枢神经系统和消化道内的神经共同参与产生的。在大脑中，有一个专门处理呕吐信号的“呕吐中枢”，当人体的消化道受到有害刺激时，遍布消化道的神经会迅速传出“消化道受到伤害”的信号，这一信号到达中枢神经系统后，便会刺激呕吐中枢产生呕吐的信号，最终导致恶心感和发生呕吐。另外，如果大脑受到某些刺激或是伤害（如颅内压力升高），也可让呕吐中枢直接接受刺激而产生恶心呕吐。

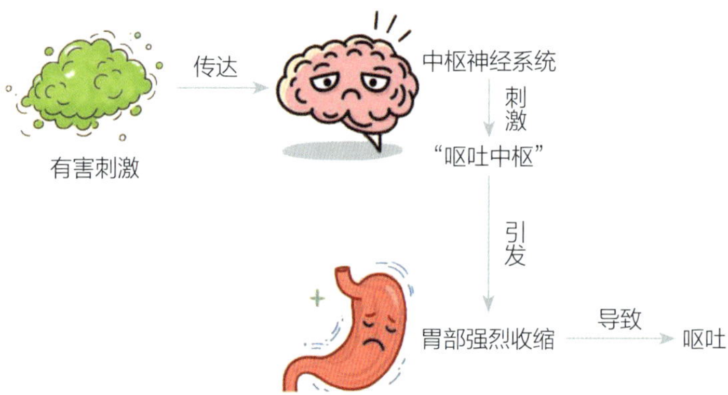

恶心呕吐的机制

无论恶心还是呕吐，大多数时间给患者带来的是伤害，但在某些时候它可以起到防御经消化道中毒的作用。因为呕吐信号往往由消化道受到的有害刺激所引发，此时呕吐可帮助人体清除误服的有毒有害物质，从而避免身体受到进一步伤害。

引起恶心与呕吐的原因很多，按发病机制分为以下两类。

1. 反射性呕吐 见于咽部受刺激、消化道疾病、腹膜及肠系膜疾病等。

2. 中枢性呕吐 见于神经系统疾病，如颅内转移瘤、脑血管疾病等；全身性疾病，如尿毒症、糖尿病酮症酸中毒、甲状腺危象、甲状旁腺危象、肾上腺皮质功能不全、低血糖、低钠血症等；药物、中毒和精神因素。

恶心与呕吐的观察

恶心与呕吐的管理，需要患者、家属和医疗团队通力配合。家属是纽带，一方面要学会观察，另一方面把患者的情况告诉医务人员，给予最佳的照顾。以下是观察的主要内容。

1. 恶心、呕吐情况 发生的时间、频率、原因或诱因，持续的时间，伴随的症状，呕吐物的颜色、性质、量、气味。

2. 生命体征 患者的神志、精神状态、体温、脉搏、呼吸、血压。

3. 心理状态 如焦虑可使血液中5-羟色胺增高，加重患者恶心与呕吐的反应。

4. 食欲与体重 患者的进食情况、营养状况，近期体重是否下降，下降了多少。

5. 有无脱水 如软弱无力、口渴、眼窝凹陷、皮肤黏膜干燥、皮肤弹性降低、尿量减少等。

6. 有无水电解质紊乱、酸碱平衡失调 如躁动、口周及手足麻木、手足抽搐等，严重者可出现昏迷。

7. 腹部情况 有无腹膜刺激征，胃肠蠕动波，腹部压痛、反跳痛、肌紧张，腹部包块，肠鸣音，振水音等。

恶心与呕吐的照护

有恶心与呕吐风险的患者要提前干预，家属有针对性地照顾患者，预防性使用药物，防止发生恶心呕吐。已经发生了恶心呕吐的患者，要尽快治疗，对症照顾，越早干预效果越好。需要采取综合治疗原则，包括病因治疗、药物治疗、非药物治疗等手段，给予患者个体化管理。

1. 恶心与呕吐的预防

（1）患者积极配合医疗团队治疗可能引起恶心呕吐的疾病。

（2）非药物治疗：家属多关心、陪伴患者，使患者保持良好的心理状态，避免焦虑等因素诱发或加重恶心与呕吐。

2. 恶心与呕吐的缓解

（1）病因治疗：家属把观察到的患者恶心、呕吐的表现告诉医生，医生结合患者检验、检查结果找到诱因，继而去除病因，纠正引发的病理生理紊乱。

（2）对症治疗

1）纠正水、电解质紊乱：持续多日或严重的呕吐可导致患者的水、电解质紊乱，包括低钾、低钠、低氯和低血容量等，医生根据生化指标给患者适当补充液体及电解质。家属要协助记录患者的 24 小时出入量，配合进行肠外或肠内营养支持。

2）肠梗阻：肠梗阻所致的恶心、呕吐，通过药物较难控制，需要给予禁食、胃肠减压、灌肠、补液治疗等处理，家属一定要协助做好禁食。

3）颅内疾病：颅脑病变诱发的恶心、呕吐，使用甘露醇、利尿药等予以降低颅内压、脱水等治疗。

（3）药物治疗：医生会根据患者恶心、呕吐的发生原因与表现等，个体化地制订止吐方案。常用的药物有多巴胺受体阻滞剂，如甲氧氯普胺、5-羟色胺3受体拮抗剂，如昂丹司琼、帕洛诺司琼；H_1受体阻滞剂，如苯海拉明、异丙嗪；糖皮质激素，如地塞米松；精神类镇静药物，用于不能耐受其他止吐药或治疗效果不佳者，但一般不能单独用于镇吐，需要与其他镇吐药物联合使用，可选用氟哌啶醇、奥氮平、劳拉西泮等；中药治疗，需要辨证施治。

（4）止吐药物的不良反应：家属应早期发现，正确应对，及时与安宁疗护团队联系。

1）头痛

• 热敷：对发作不频繁、强度也不是很剧烈的头痛，可用热敷。

• 按摩：抚摩前额，揉太阳穴，做干洗脸动作。

• 针灸：针刺太阳穴、百会穴、风府穴、风池穴等穴位，或灸法气海穴、足三里穴、三阴交穴等穴位。

• 药物治疗：头痛发作时按医嘱给予解热镇痛药。

2）腹胀

• 轻度腹胀无须特殊处理；明显腹胀，需要禁食、置胃管进行胃肠减压、肛管排气及应用解痉剂。

• 中药保留灌肠，针灸或艾灸中脘穴、足三里穴等穴位。

• 腹胀严重导致肠麻痹时间较长，可应用全肠外营养，用生长抑素减少消化液的丢失，也可进行高压氧治疗置换肠腔内的氮气，减轻症状。

3）锥体外系症状：是甲氧氯普胺的不良反应，症状主要有肌张力升高、协调和平衡功能失调、迟发性运动障碍等。

• 立即停药。

• 急性肌张力障碍者，可肌内注射东莨菪碱、山莨菪碱、阿托品或苯海拉明。

• 对症治疗：少数有急性心肌损害者可静脉滴注能量合剂和复方丹参等，有助于改善症状。

（5）常规照护

1）环境：注意保持房间内安静整洁，通风良好、无异味、温湿度适宜，禁止在室内吸烟，以免诱发呕吐。呕吐后及时清理呕吐物，保持床铺和衣物清洁。根据患者需求，营造轻松愉悦的氛围，鼓励患者阅读、看电视或从事感兴趣的活动等，以转移其注意力稳定情绪，减轻恶心呕吐症状。

2）饮食：恶心呕吐频繁时，暂停进食，缓解后逐渐缓慢进流食或半流食，如清汤、稀饭、山药粥、薏米粥等。逐渐增加进食量，建议少食多餐，进食清淡、易消化的食物，建议高热量、高蛋白、高维生素饮食，并鼓励多饮水。患者不要因为畏惧呕吐而拒绝进食，因为少量进食可以减轻恶心症状，减少胃损伤。进食后避免立即躺下，以免因食物反流引起恶心。

3）口腔护理：患者呕吐后协助给予口鼻清洁。清醒患者给予温开水或淡盐水漱口，保持口腔清洁，增进舒适；对于婴幼儿、昏迷患者，应做好口腔护理，可选择海绵棒清洁口腔，增加舒适度。

4）保持呼吸道通畅：呕吐时将患者头偏向一侧或取坐位，防止呕吐物呛入气管；若少量呕吐物呛入气管时，家属轻拍患者背部促使其咳出。

5）只有恶心的患者：可口含生姜片，同时按摩内关穴、足三里穴；胸腹部有伤口者，呕吐时应按压伤口，以减轻疼痛及避免伤口撕裂；患者口服补液时，指导其少量、多次饮用。

6）心理社会支持：患者易产生悲观失望情绪，剧烈的呕吐更会加重其焦虑与不安，甚至对生活失去信心。家属要了解患者的心理状态，多陪伴、关心、安慰，维护患者自尊，缓解其紧张情绪、减轻对恶心呕吐的恐惧。必要时与医务人员联系，寻求专业帮助。

7）其他：针灸、穴位按摩、芳香疗法、放松疗法、音乐疗法等可以改善患者恶心呕吐的症状，均需要专业人员予以实施。

8）观察与记录：观察记录呕吐时间、频率、呕吐物的性状。

（谭　蕾　张岸辉　于　从）

舒适照护，轻松与安宁

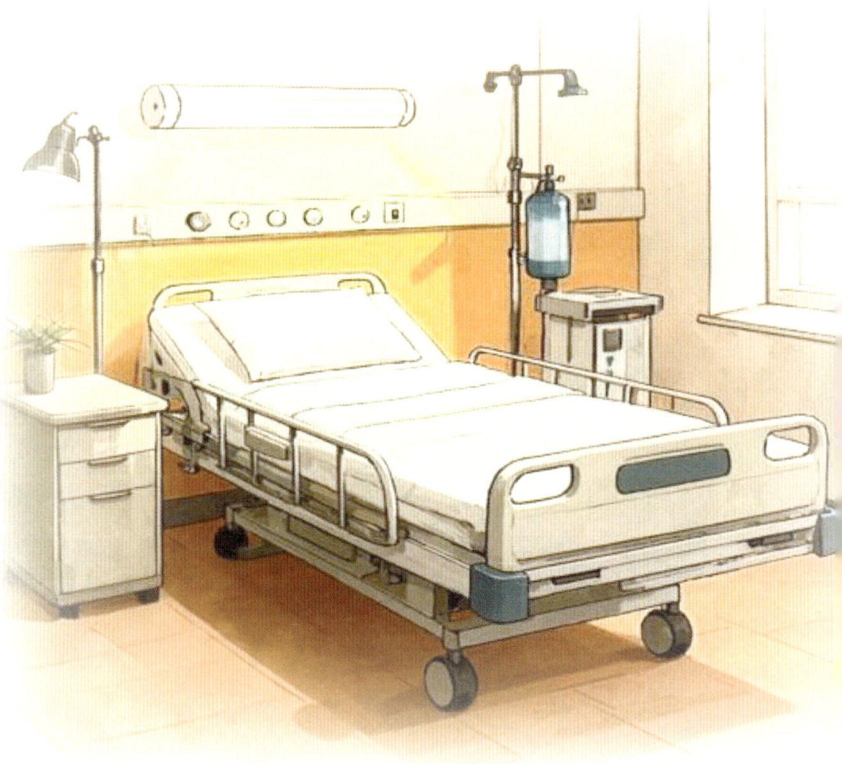

营造温馨环境

小陈家已经连续召开了几次家庭会议，每次会议的主题都是“是否应该将父亲老陈接回家中接受居家安宁照护”，会议现场既激烈又沉重，父亲坚决要求回家，儿子不愿意放弃。安宁疗护护士建议小陈尊重父亲意愿。最终，家庭会议决定将老陈接回家中。护士到小陈家中对房间环境、基础设施等方面进行指导，并对家中保姆进行了基本照护技能的培训，还提供了紧急情况下的救助联系方式，就这样老陈在医护人员及家属的照护下安宁舒适地度过了人生最后的旅程。

舒适环境

安宁疗护患者比较虚弱，可能会发生跌倒及外伤等事件，需要为患者营造一个安全、舒适、安静的居家生活环境。

1. 房间选择，熟悉为主　为患者选择房间时，最大程度地保持原来患者的房间不变，布局不变。如果因为照护需求，需要转移到其他房间居住时，应该让患者自己选择，尽量准备带窗的房间，保持房间光线充足，通风良好，墙壁颜色使用浅色系，如米黄色、淡蓝色等。

2. 安全环境，避免伤害　患者容易在起床或活动时发生头晕、目眩等情况，导致跌倒等事件发生；也可能会出现记忆力下降，导致重复吃药或漏吃药的现象，为尽量避免这些事件发生，家属应做以下准备。

(1) 在患者日常活动的地方安装扶栏，方便患者随手借力支撑；在卫生间安装扶手和防滑垫、报警器等设备。

(2) 房间的布置力求简洁，减少不必要的摆设；在桌子角落及墙边使用防撞条；床周围和地面铺地毯等。

(3) 窗台的高度在腰线以上，并在保证能通风换气的前提下限制开窗的大小。

(4) 单独保管患者的药物，每次的药物都要看着患者服下。

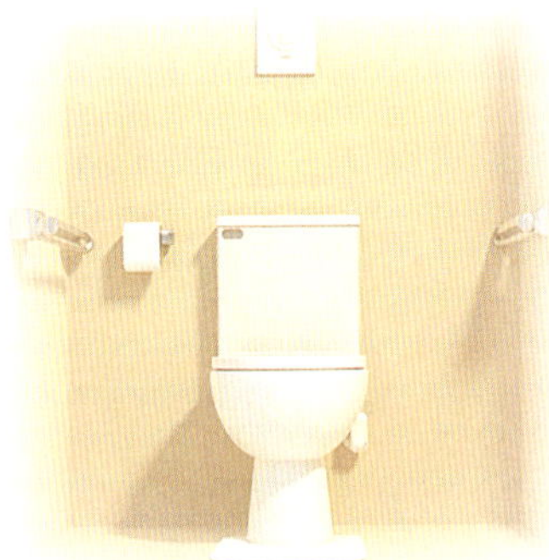

装有扶手、防滑垫和报警器的卫生间

3. 减少噪声，守护宁静 嘈杂的环境会让人感觉焦躁，心率、血压、情绪等会出现波动，甚至放大对疼痛的感受，干扰睡眠，影响患者的病情。声音控制在 35 ~ 40 分贝，也就是正常说话的音量。

(1) 房间靠近马路时，使用隔音玻璃或厚窗帘进行声音遮挡。

(2) 家中有活泼吵闹的孩子，可以安排孩子在患者休息时段到游乐场或小区中玩耍。

（3）配备CD机等播放器，方便为患者播放喜欢的音乐或电台节目。

4. 净化空气，促进舒适 污浊的空气会让患者感到烦躁、头晕、食欲减退等，空气流通既可以净化空气，增加空气中的含氧量，还可以减少空气中的病毒、细菌。

（1）开窗通风，每天两次，每次半个小时，保持室内舒适。

（2）使用空气净化器，如能释放负离子的空气净化器。

（3）安装新风系统，不断地循环净化房间中的空气。

（4）增加让患者感觉舒适的气味，如橘皮、柚子皮的清香，可以放一点果皮在床头或使用香熏灯等。

（5）流感季节家属可佩戴口罩，避免将病毒传播给患者。家人患有传染性疾病时，应尽量避免接触患者。

5. 绿植鲜花，适当点缀 绿植和鲜花总会给人一种蓬勃向上的感觉，根据患者的喜好，摆放适合放在室内的绿植和鲜花。

（1）避免有浓烈香味的鲜花，如百合等。

（2）如患者出现过敏性鼻炎等，要考虑是否是鲜花引起的。

适宜的温湿度

合适的温湿度可以让患者感受到放松、舒适，能减少患者的能量消耗。

1. 温度适宜，心暖身温

（1）过高或过低的温度均能影响患者的身体感觉，温度过高时，患者体内的热量不能散发，会使患者感到不适、烦躁，甚至影响患者的消化和呼吸功能；温度过低时，患者会感到寒冷，甚至导致感冒、受凉。

（2）温度保持在 18～22℃。需要注意的是患者由于疾病原因可能会觉得燥热，也可能会畏寒发冷，所以要经常询问患者的感受，根据患者需要适当调整温度。

（3）可以使用空调、电暖炉、电风扇等调节室温。

（4）温度调整时需要注意：①糖尿病患者和意识不清楚的患者，温度触觉感觉不敏感，不能使用局部加热的物品，如电热毯、热水袋、暖宝贴等，以免出现烫伤；②家属需要观察无意识患者的面色和皮肤，如患者面色潮红、皮肤潮湿，排除患者发热后应适当降低室内温度。

2. 湿度适宜，心旷神怡

（1）湿度是空气中水分的含量，合适的相对湿度为 50%～60%。湿度太高（＞60%）时，患者会感觉气闷、乏力、多尿；湿度太低（＜50%）时，患者感觉烦渴、咽痛、口唇发干，甚至痰液干、黏稠，难以咳出。

（2）可以使用绿植、除湿机、空气加湿器等调节湿度。温湿度检测仪可以随时检测房间内的温湿度。

（3）对湿度的监控应注意：①开窗通风一般能保持湿度在合适范围内，不需要另外再进行加湿或除湿；②江南梅雨季节开窗通风反而会增加空气中的湿度，可根据需要使用除湿机；③冬天使用暖气片、暖空调时，空气会比较干燥，可以使用空气加湿器，注意经常清洗、消毒空气加湿器，以免细菌滋生增加患者呼吸道感染的风险，也可以在房间角落放盛有水的脸盆或桶，以增加房间的湿度。

舒适安全的床及床边环境

患者的大部分时间都是在床上度过的，如床上休息、睡眠及某些特定活动（床上翻身、进食、大小便）及治疗（雾化吸入、吸氧）等。床及床边环境物品包含床铺、床旁桌、床旁椅、照明灯等辅助、附属物品以及家庭制氧机等一些简单的医疗器材。

1. 功能齐全，满足需求 患者对床的依赖性比较大，床既要大小合适又要功能齐全。

(1) 大小适宜：床太宽时家属需要爬到床上或长期弯腰照护患者，增加照护难度，可以在尊重患者意愿的前提下选择宽度1米左右的床。

(2) 功能齐全：①家庭中的普通床，可以通过使用垫枕头、添加床旁扶手、床栏等辅助设施帮助患者变换姿势；②在各种购物平台上能买到多功能床，可以帮助患者变换姿势；有些多功能床还可以检测并记录患者皮肤压力变化情况，提醒和协助患者翻身活动；③床垫有普通床垫、床褥、充气床垫、恒温床垫等，需要根据患者情况使用软硬度合适的床垫。

2. 床上用品，柔软舒适 床上用品是和患者直接接触的物品，需要用心挑选和准备。

（1）枕头：选择患者习惯使用的枕头，枕头的高度以患者一拳的高度为宜，患者有过敏性哮喘时，选择含灰尘少的低过敏性枕头。

（2）床单、被套、枕套：选择柔软舒适的棉织品，透气性好，吸湿性高，颜色以浅色为主，每周进行清洗，排泄物、汗渍污染后随时更换清洗。

（3）床垫：根据患者习惯和身体状况进行选择，一般软硬要适中，如患者伴有腰椎间盘突出等，应选择较硬的床垫。

（4）被子：被子太过厚重时，患者会有负重感，甚至影响呼吸，尽量选择轻薄透气的羽绒被或毛毯。

3. 生活用品，安全方便

（1）在床边放置一张小桌子摆放患者经常使用的生活用品，如纸巾、水杯等，方便患者取用。桌子的高度为 0.8 ~ 1.0 米，面积 0.5 平方米左右。

（2）注意避免摆放开水瓶等，以免倾倒引起烫伤；水杯等用物选择较轻的塑料制品，避免玻璃等厚重易碎物品，既减轻患者负担又避免物品破碎引起的伤害。

4. 其他物品，考虑周到

（1）其他小物品也需要准备到位：①床头准备床头灯，避免灯光太过刺眼；②在床旁配置家庭制氧机、雾化吸入器等；③对大小便失禁的患者，准备隔尿垫或一次性垫巾、成人尿不湿等。

（2）考虑患者的喜好，若患者有喜欢的物品，如毛绒玩具、摆件、图画等，可以摆在合适的位置安抚患者的心情。

柔和的光线

柔和的光线可以让患者心胸开阔，减少压抑的感觉。

1. 亮度适宜，利用阳光 阳光可以让患者有时间观念，遵从生物节律，改善患者情绪；阳光照射在皮肤和眼睛上，可以刺激大脑皮层，改善心情；每天在上午9:00～10:00或下午4:00～5:00晒1个小时太阳，可以改善睡眠质量。

2. 适当技巧，调整光线 可以把普通吸顶灯换成柔光灯或灯带，也可以给灯加装保护罩、漫射玻璃罩；午休时拉上厚重遮光帘；必要时再让患者戴上眼罩。

3. 晚上起夜，方便照护 选择柔和的地灯在夜间常开，一方面可以舒缓患者夜间醒来的情绪，另一方面方便患者夜间如厕或家人到房间查看患者情况。

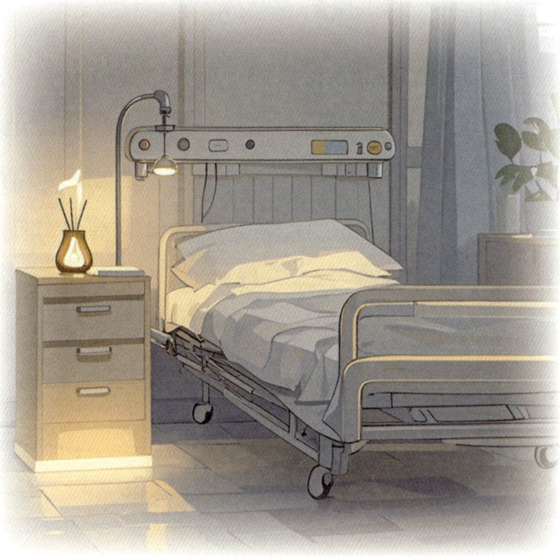

温馨舒适的居住环境

口腔清洁

老陈回家接受居家安宁照护后，小陈为了缓解其心理压力，减少孤独感，安排亲戚朋友及原来的老同事们陆陆续续到家中探望。开始老陈心情明显改善，愿意和朋友们聊过往的事情，慢慢地老陈闭口不言，朋友们也不愿意来探望。小陈向亲戚们了解情况，才发现原来老陈口腔气味较重，聊天时双方都能闻到，为减少这种尴尬的情况，老陈尽量不开口说话。小陈急忙向护士请教口腔照护方法，实施后效果很好，朋友们恢复了探视，老陈感觉自己和社会又有了沟通与联系，孤独感减轻，开朗多了。

口腔舒适及清洁

1. 口腔舒适的标准 ①没有异味；②口腔黏膜完整，没有出血及疼痛；③没有感染及溃疡等；④感觉舒适。

2. 口腔清洁的范围 口腔清洁不止是牙齿的清洁，还包括牙龈、舌头、面颊面、上腭等整个口腔部分和嘴唇等。

3. 口腔清洁的频率 每天晨晚各一次，进食后可以进行漱口，患者呕吐或咯血后及时漱口，以免口腔出现异味。

口腔清洁用品的选择

1. 牙刷的选择 ①选择软毛牙刷让患者自己进行刷牙；②患者不能自己刷牙时，家属可以使用牙刷指套、纱布等包裹手指后为患者刷牙。

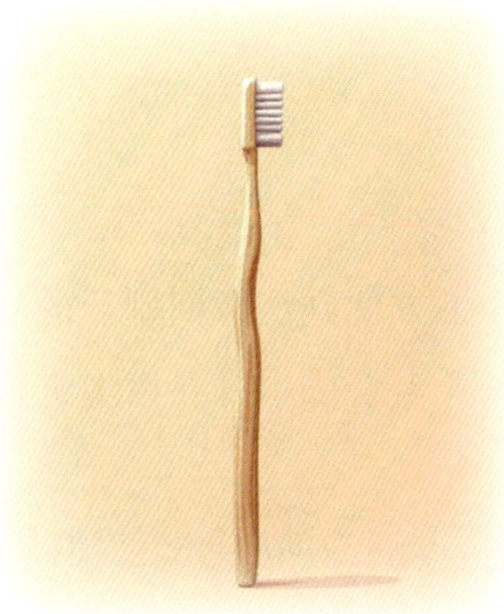

软毛牙刷

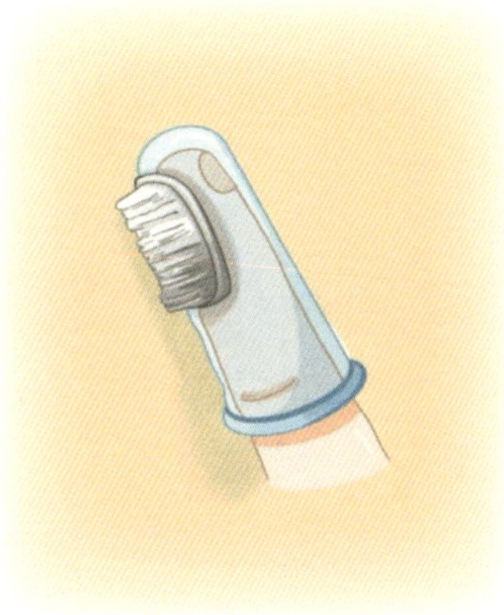

牙刷指套

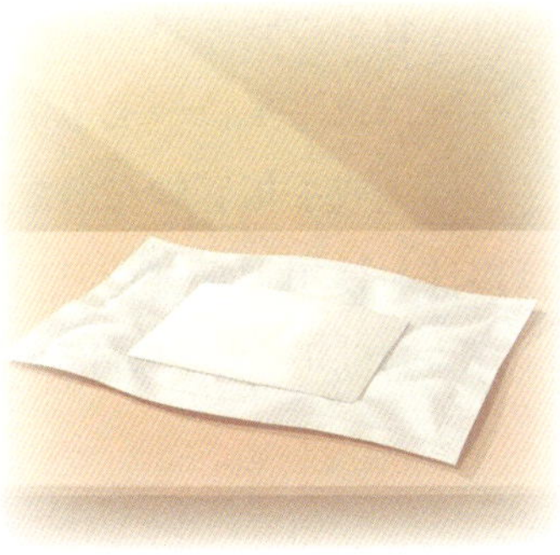

纱布

2. 漱口液的选择 ①没有溃疡、炎症或感染的口腔选择清水即可；②避免使用含有化学成分的漱口液，以免患者误吞，引起身体不适；③当患者口腔内有轻微腐臭味或有脓、血、痰等分泌物或出现白色斑块并发疼痛时，提示患者口腔可能存在感染，需要在医生或护士指导下使用有功效的漱口液。

口腔清洁的步骤

1. 患者尽量自行口腔清洁，不方便到洗漱间刷牙的可准备牙刷和脸盆放到床头，让患者坐着或半卧在床上进行洗漱。

2. 不能自己清洁口腔的患者，家属帮助进行口腔清洁。①物品准备：漱口液、杯子、吸管、海绵棒或软毛牙刷、毛巾 2 条、润唇膏等；②观察患者有没有溃疡、出血、破损，舌苔情况等，询问有没有不舒服的感觉，闻患者口腔内的气味；③协助患者呈半卧位或半坐位→毛巾围在患者下颌下→家属使用海绵棒、长棉签或手指套纱布等蘸取漱口液后对牙齿的各个表面进行擦洗→使用吸管进行漱口→擦干净口腔周围液体→涂抹护唇膏→帮助患者恢复舒适体位。

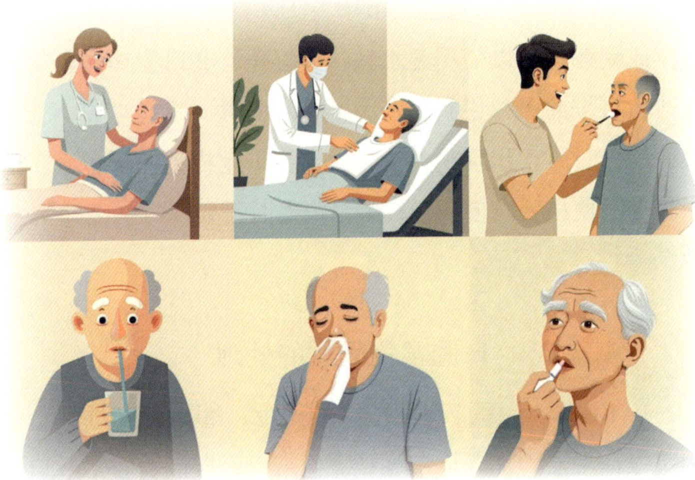

口腔清洁步骤

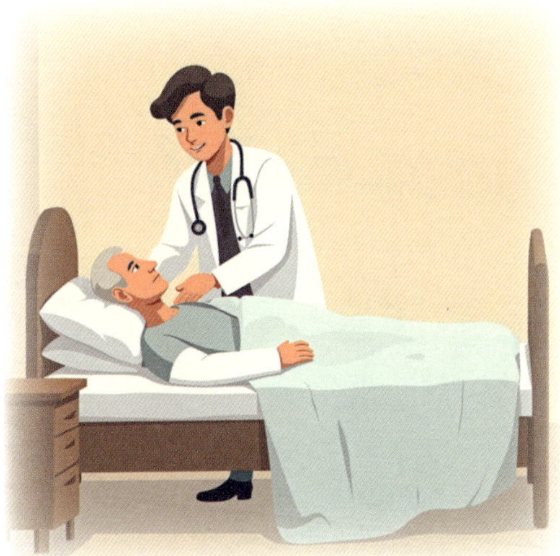

恢复舒适体位

3. 口腔清洁时的注意事项 ①不能强行去除口腔内的血痂或痰痂，可以使用温水软化或湿化；②口腔疼痛影响进食时，可按照医嘱用利多卡因稀释液含漱，减轻疼痛；③如口腔清洁过程中出现出血，少量出血可用棉签按压止血，出血较多时使用云南白药粉，大量出血时需要及时就医。

口腔常见问题的处理

1. 口干 ①保持房间适宜的湿度；②如湿度过低，使用空气加湿器增加环境湿度；③保持口腔湿润，经常漱口，使用小喷壶将绿茶水喷于口腔内等；④使用能刺激口水分泌的食物，如淡柠檬汁、陈皮等；⑤喜欢张嘴呼吸的患者，使用湿纱布盖在口唇上遮蔽口腔，但要避免误入口腔；⑥涂抹护唇膏。

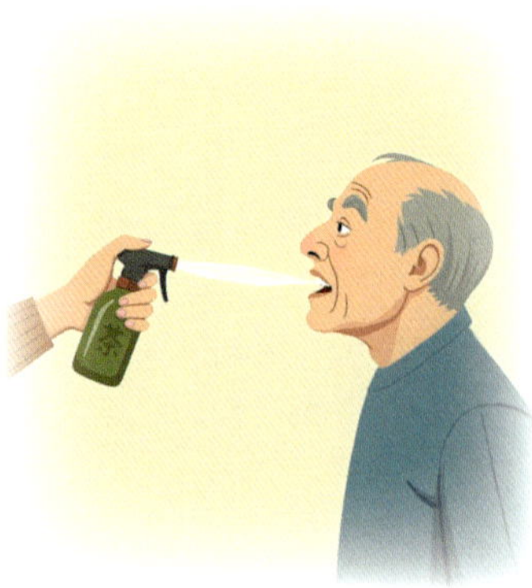

绿茶喷雾喷入口中

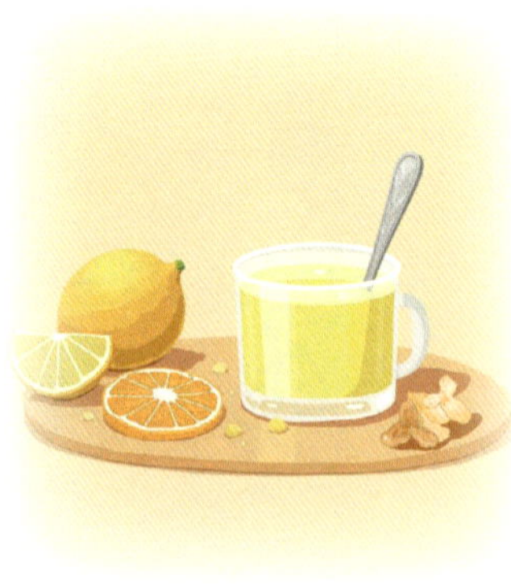

淡柠檬汁、陈皮

2. 口臭　①增加口腔清洁的频率；②使用口气清新剂；③咀嚼口香糖，注意避免误食；④少量多次喝水；⑤如口臭是由于肠道菌群紊乱引起的，可以吃益生菌进行调节。

3. 舌苔　如果出现舌苔白腻和裂纹苔，可以软化舌苔（含黄瓜片），使用牙刷或舌苔刷将软化的舌苔刷掉。舌苔能反映患者身体的当前状态，可以看中医调理。

4. 口腔黏膜炎症或口腔溃疡　①避免进食太烫、太酸或太辣等刺激性食物和粗糙太硬的食物；②提供柔软、软烂的食物；③薄荷叶、枸杞泡茶，放凉后漱口可以缓解疼痛；④疼痛难以忍受时，使用利多卡因喷雾或稀释液进行漱口。

5. 口腔感染　口腔内或舌头出现白斑、口腔黏膜干燥发红、疼痛等时，一般是口腔感染，需要寻求医生帮助。

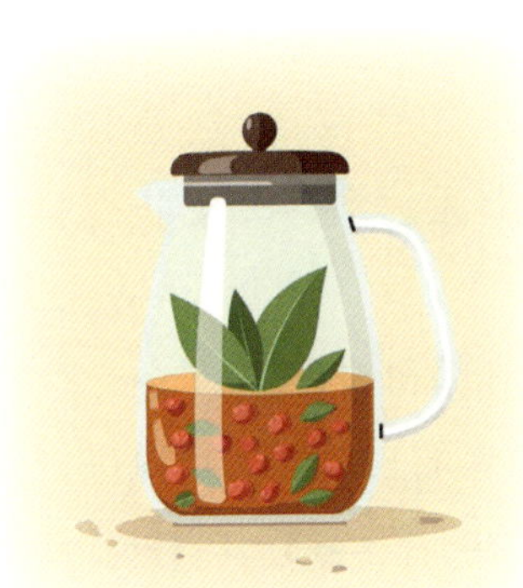

薄荷叶与枸杞

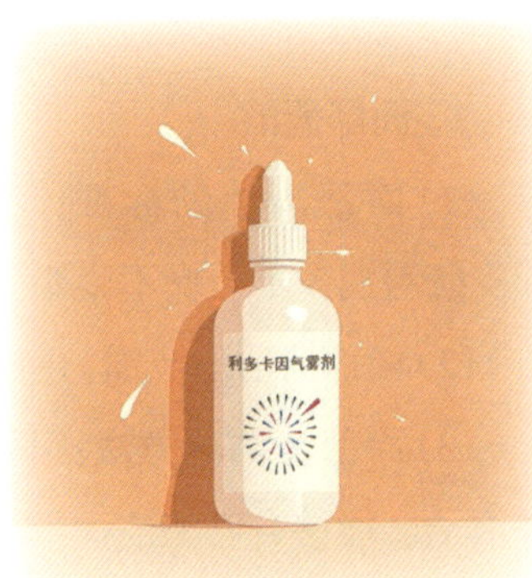

利多卡因喷雾

身体舒适

最近天气比较冷，怕老陈感冒，小陈及家人这几天没有帮他清洁身体。老陈也不想给家人添加麻烦，默默忍耐着，表现出情绪低落。结果老陈出现了尿痛，医生检查后确诊为清洁不到位导致的泌尿系统感染。小陈及家人十分内疚，调整房间温度后帮老陈进行身体清洁，老陈身体舒适了，情绪明显好转。

身体的舒适包括很多方面，比如干净的身体、没有疼痛等不适，没有心理焦虑、抑郁等，下文主要关注身体清洁方面，通过患者自我照顾或家属照顾能达到的舒适。

身体的清洁

1. 面部清洁

（1）面部清洁的标准：①脸上无污渍；②皮肤完整；③皮肤湿润，不干燥不紧绷。

（2）面部清洁的范围：面部、耳部和颈部。

（3）面部清洁的方法：根据患者的自理能力情况进行面部清洁。能够自己完成面部清洁的患者，鼓励其自己洗脸。对于卧床患者，家属可将脸盆、温水及毛巾放到床旁桌或椅子上，患者取半坐位或半卧位自己洗脸。无法自理的患者，家属帮助其洗脸。

（4）注意事项：每天早晚进行；水温 40 度左右，清水即可；涂抹无刺激、无浓郁香味的面霜。

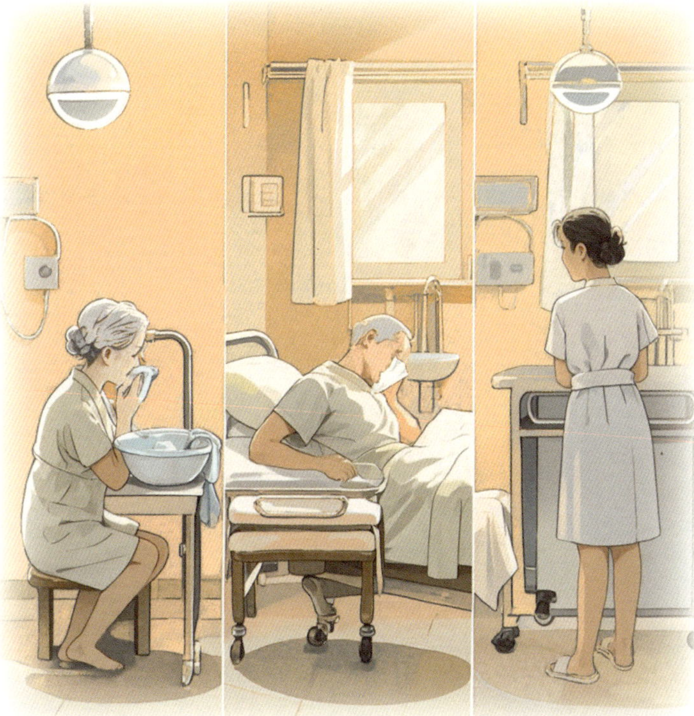

面部清洁

2. 足部清洁

(1) 足部清洁的标准：①无污渍；②无异味；③无皮肤开裂及皮炎等。

(2) 足部清洁的范围：双足及膝关节以下部分。

(3) 足部清洁的方法：根据患者的自理能力情况进行足部清洁。能够自己完成足部清洁的患者，自己完成足部清洁。无法自己独立完成足部清洁的患者，家属可协助患者取坐位，家属将脚盆及毛巾放在床旁地上，协助患者足部清

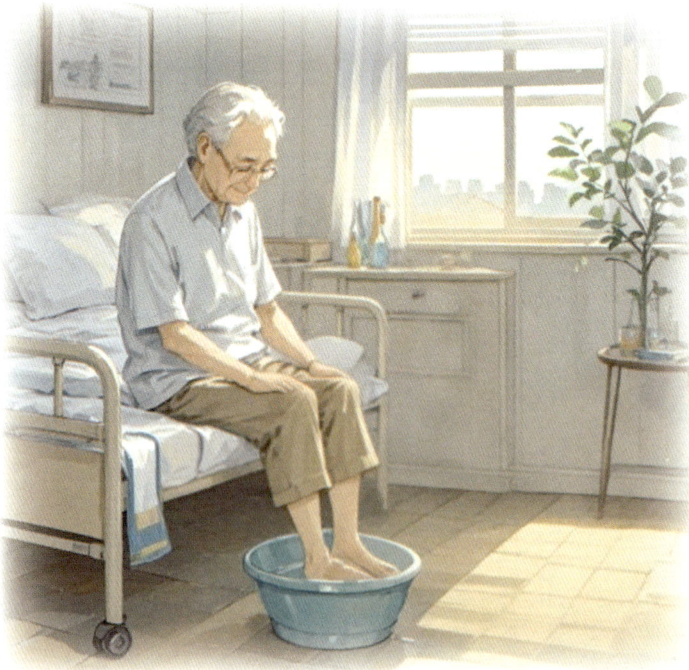

足部清洁

洁。必要时由家属完成卧床患者的足部清洁。足部清洁的温度在40度左右。皮肤干燥时可以使用保湿霜或油剂。

（4）注意事项：每晚进行足部清洁；不使用肥皂等；患者自己洗脚时，注意有人陪伴，避免地面湿滑导致患者跌倒；观察患者脚有无破皮、压红、开裂，如出现破损可使用创可贴或水胶体敷料进行保护，如出现压红说明脚部压红部位受压时间长，需要加强翻身，如有开裂可以使用保湿霜或石蜡油进行湿润；观察脚部趾甲情况，及时进行修剪。

3. 会阴部清洁

（1）会阴清洁的标准：①无异味；②无分泌物；③无破损。

（2）会阴清洁的范围：从小腹下起，后至臀裂顶点连线，两侧至大腿内侧。

（3）会阴清洁的步骤：①患者自己清洗并更换内裤；②家属准备物品（毛巾、盆、43℃左右温水、痱子粉或造口护肤粉），将毛巾打湿后递给患者，患者自己反复从前至后擦洗至干净；③准备用物→室温调节至26℃→脱下患者内裤，在屁股下垫小尿垫或隔尿巾→将患者双侧膝盖向外打开，漏出外阴→擦洗→观察皮肤是否有破损、压红→撒痱子粉或造口护肤粉→穿上干净内裤；④如果患者有尿管，需要准备络合碘消毒液和长棉签，长棉签浸湿消毒液后进行尿管周围和会阴部的消毒。

（4）注意事项：会阴部清洁每天晚上进行，大小便失禁患者解大便后马上进行清洁；注意保暖，避免患者受寒感冒；男性患者进行会阴清洁时注意对包皮皱褶处的清洗；会阴清洁时注意从前向后，先清洁尿道周围再清洁肛门周围；月经期的患者注意2小时更换一次卫生巾。

4. 头发清洁

（1）头发清洁的标准：①无异味；②头发柔顺不打结；③保持患者喜欢的发型。

（2）头发清洁的范围：前至额头发际线，后至后颈部上发际线。

（3）头发清洁的步骤：①家属守护患者自己洗头，避免头部下垂后抬头引起眩晕；②准备好用物，如毛巾、塑料袋、小枕头、洗头槽（或一条大浴巾长形那边卷成圆条形后弯成U形）、水桶、装有42℃温水的盆、梳子、杯子、洗发液或中性肥皂、吹风机→用毛巾包裹患者颈部，患者头部靠近床边，小枕头垫在肩颈下，在头下垫隔尿垫等→将洗头槽或浴巾卷的U形条垫在患者肩颈下，再将塑料袋或塑料薄膜垫在患者肩颈下U形条上，另一端垂入水桶中以便收集洗发的污水→将头发打湿，使用洗发液清洗头发→将泡沫冲洗干净→头发擦干，撤掉肩颈下的塑料垫巾→吹干头发→梳头。

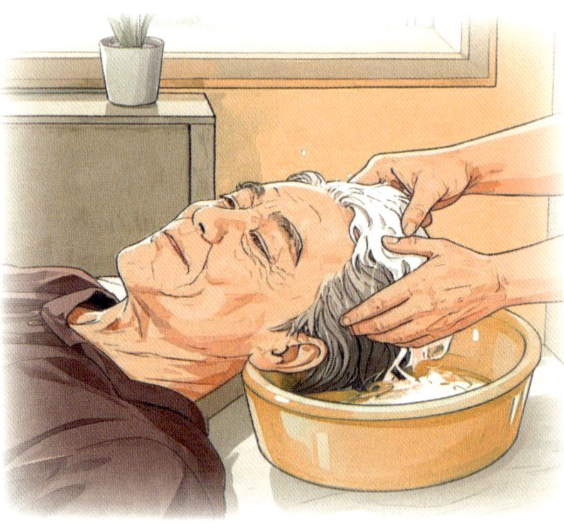

协助患者清洗头发

（4）注意事项：洗头时间不宜过长，避免患者虚弱不适或着凉；使用卫生纸或小毛巾覆盖患者眼睛，用棉球或耳塞堵住患者耳朵；如患者比较虚弱，建议不要洗头，用湿毛巾对头发进行擦拭，用吹风机吹干；使用吹风机时，以手挡在患者的头与吹风机之间，避免烫伤。

5. 身体清洁

(1) 身体清洁标准：①无异味；②无污垢；③皮肤无破损；④患者感觉舒适。

(2) 身体清洁的范围：除头发外的全部身体部位。

(3) 身体清洁的步骤：①患者在家人守护下进行洗澡，控制洗澡时间在 5 分钟内；②家人帮助患者进行身体清洁；③用物准备，如 60℃的温水、毛巾、浴巾、沐浴液、身体乳→将毛巾浸湿，将毛巾包裹在自己的手上→用温水抹洗一遍后，将沐浴液涂在毛巾上进行身体擦拭→使用清水擦拭 2～3 遍，将沐浴液清洗干净；④身体擦拭的顺序建议为：面部→一侧上肢、同侧前胸、腹部（第 1 遍清水，第 2 遍沐浴乳，第 3～5 遍清水，每遍都需要清洗毛

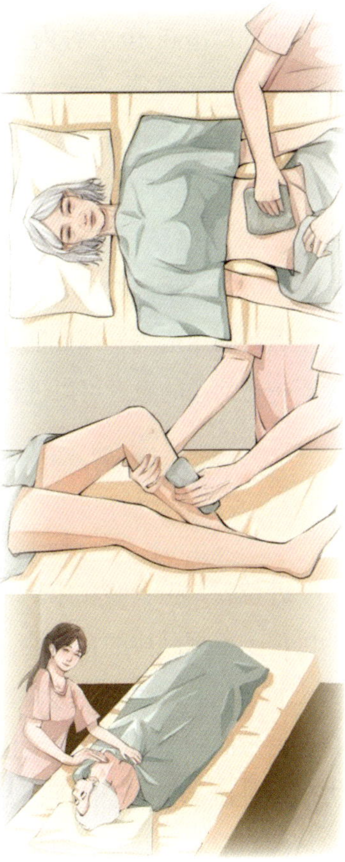

协助患者清洁身体

巾）→同侧腿部、足部→协助患者翻身，清洗患者背部→另一侧上肢、同侧前胸、腹部→另一侧腿部、足部→会阴部；⑤涂抹润肤露；⑥协助患者穿好睡衣。

（4）注意事项：调整房间内温度，擦拭过程中随时使用浴巾对患者裸露皮肤进行遮盖，避免患者受凉；擦拭时对关节和经常受压迫的地方稍微用力擦拭，促进血液循环；观察患者皮肤状态，发现皮肤破损，使用医院提供的泡沫敷料保护皮肤；擦浴在10分钟内完成，如果患者出现面色改变、呼吸急促等不舒服，马上停止擦洗；擦拭过程随时添加热水，保证合适的水温；及时修剪患者的手脚指甲；如床单、被套打湿，应立即更换。

6. 沐浴泡澡 患者身体直接接触水或浸泡在水中的感觉更为舒适，水温的刺激能加速皮肤的血液循环，避免长期卧床引起的压疮等，因此能进行沐浴或在网约护士的专业看护下进行泡澡的患者可以进行沐浴泡澡。

卧位的选择

卧位就是患者躺在床上时的姿势，不同的患者需要不同的卧位。根据卧位的自主性，可将卧位分为主动卧位、被动卧位和被迫卧位。主动卧位，即患者身体活动自如，能根据自己的意愿和习惯随意改变体位。被动卧位，即患者没有能力变换卧位，躺卧于他人摆好的卧位。被迫卧位，即患者神志清醒、能自己翻身，但由于疾病的影响或治疗的需要，不得不保持某种特定姿势。

根据卧位时身体的姿势，可分为平卧位、半卧位、头低足高位、俯卧位、端坐卧位等。

1. 平卧位 患者头睡枕头，胳膊放在身体两侧，两腿自然伸直。状态良好、病情稳定、意识清醒的患者常采取这种体位进行休息及睡眠。

2. 侧卧位 在两膝盖之间、前胸腹部、后背放置软枕，可扩大支撑面，增强侧卧位的稳定性。患者侧卧，一只手顺势放在枕边，另一只手搭在胸腹部前的枕头上，侧卧侧的腿伸直，上面的腿弯曲。

3. 端坐卧位 用床头支架或被子将床头抬高60°~70°，患者稍微向后倚靠，膝下用枕头抬高15°~20°，可以在床上放床上桌和桌上枕，方便患者趴在桌上休息。

4. 俯卧位 家属协助患者趴睡在床上，头偏向一侧，双手放在头部两侧，两腿伸直，可以在胸部、腰部及脚部等，各放一个软枕进行支撑。

5. 被动体位 当患者自己没有能力变换姿势，需要家属或照顾者帮助进行更换。根据患者病情和治疗需求，选择

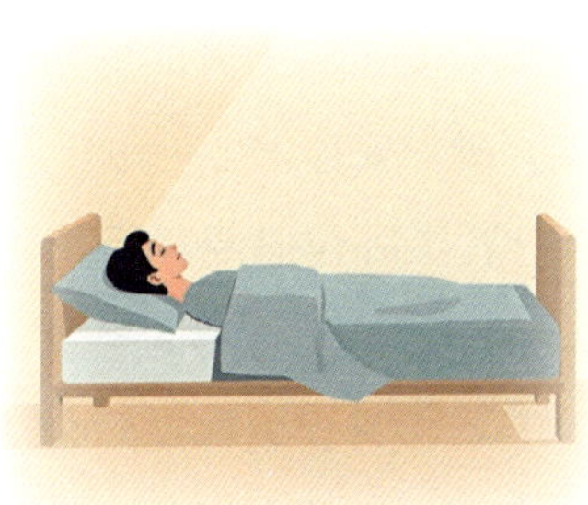

平卧位

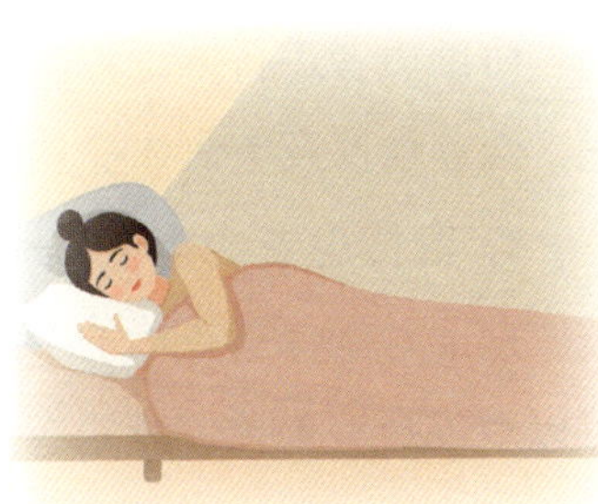

侧卧位

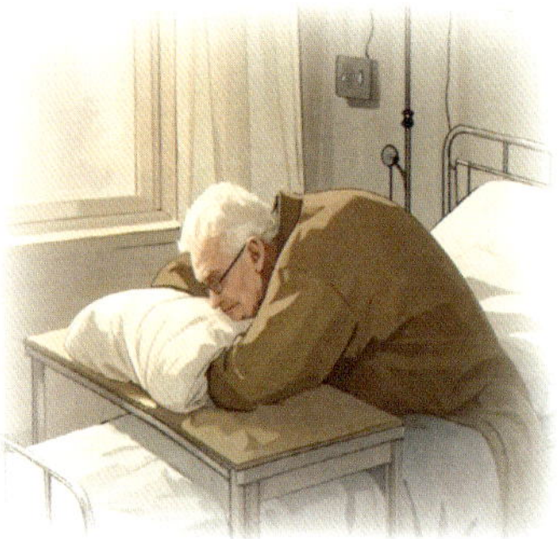

端坐卧位

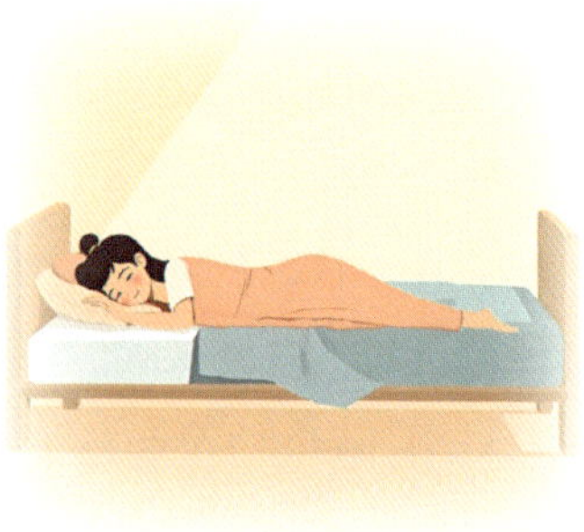

俯卧位

合适的体位，如仰卧位、侧卧位、半卧位等。避免对患侧肢体的拖、拉，尤其是肩关节。肢体下可垫软枕，防止受压。

6. 注意事项 任何体位都不能长久保持，以免皮肤受压血液循环不良导致皮肤发红和压力性损伤。但也不能特意强调每两小时更换一次卧床姿势而影响患者的休息。注意保护患者安全，防止跌倒、床上跌落等。

体位的转换

协助患者进行体位转换前，家属需要了解患者的皮肤情况、活动情况及生命体征是否稳定，确保安全。

1. 卧位患者的上下移动 当患者半卧位时身体下滑，需要向上移动保持正确的半卧位。有一定活动能力的患者，可以双手拉着头顶的床栏或撑着床自己慢慢向上挪动到合适的位置。不能自己挪动的患者，把患者恢复成平卧位→患者头部靠在家属手臂上，家属托起患者肩膀，用力将患者上半身抬起，另一名家属把枕头放在患者后背下→患者弯曲双腿，家属在双膝下放一个枕头→两名家属各站在患者一边，双手各抓上下两个枕头，向上平移→重新摇高床头采取半卧位或保持平卧位。

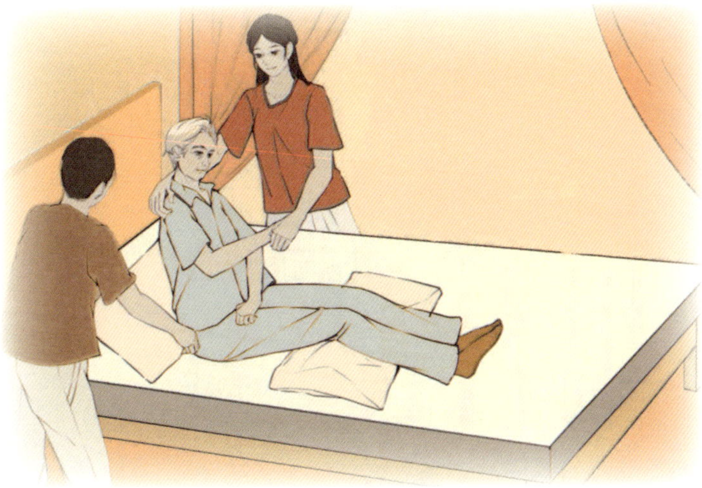

协助患者上下移动

2. 卧位患者的水平移动 为保障患者舒适，避免患者从床边跌落等安全事件发生，患者应睡在床中央位置。方法：将患者床放平→家属站在患者需要移向的一侧→将枕头放在患者后背肩下→患者双手交叉放在胸前，双膝弯曲→家属一只手从患者肩下伸过去，握住患者对侧的肩膀，另一只手扶患者对侧的腰部→家属用力将患者上半身拉向自己这边→家属半蹲，把双手从患者腰下穿过抓住患者对侧的腰，抱着向自己的方向移动→将双手从患者双膝下穿过，抬起患者双腿向自己的方向移动→帮助患者调整四肢位置，避免双臂压迫胸廓，以免影响患者呼吸。

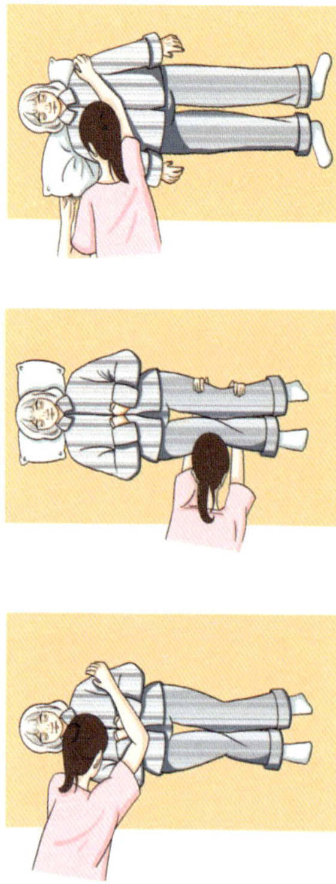

协助患者水平移动

3. 仰卧位转变为侧卧位 仰卧位可以转变为左侧卧位和右侧卧位，需要注意的是家属需要站在想变化侧位的对面，如要变换为左侧卧位，家属应该站在患者的右侧。以仰卧位转为左侧卧位为例：将患者恢复仰卧位→枕头放于患者后背下面，向右侧（自己站立这侧）这边水平拉动枕头，将患者肩膀向右侧移动→按仰卧位水平移动的方法，将患者的身体水平移向家属自己这一侧→患者双手交叉放于胸前→将患者的双膝弯曲，尽可能抬高→家属一只手搭在患者的臀部上，另一只手搭在患者另一侧的肩膀上，将患者翻向左侧→放一个枕头在患者背后→将患者左肩向右侧拉出，并调整枕头的位置，让患者的头睡在枕头中央→询问患者是否舒适，再稍微进行调整。

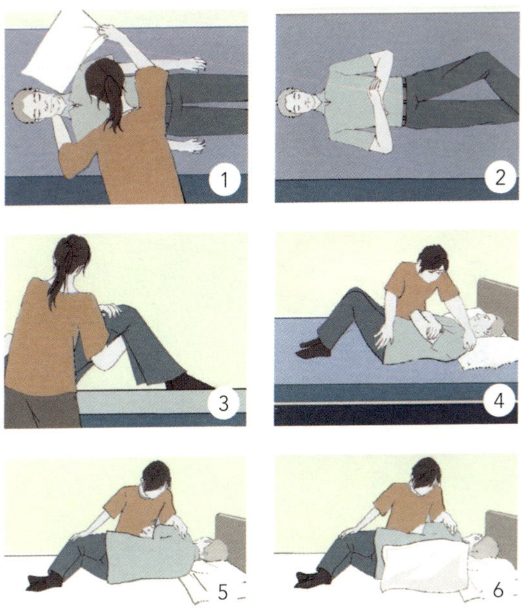

协助患者由仰卧位变为侧卧位

4. 侧卧位转变为仰卧位 家属面向患者，一只手抬起患者头部，将枕头挪到床中间→一只手扶患者的肩部，另一只手扶腰部，协助患者将上半身睡平→一只手扶患者的腰部，另一只手扶患者的双膝，协助患者将下半身放平→帮助患者整理姿势，使头部、躯干和下肢位于一条直线上。

5. 卧位转换为坐位 患者双手环绕家属脖子→家属双手扶住患者双肩后腰部用力向上抬起，带动患者坐起→将被子等放在患者背下支撑或使用合适物品支撑患者背部→查看患者双脚位置，必要时在患者双脚及床尾间放置枕头。

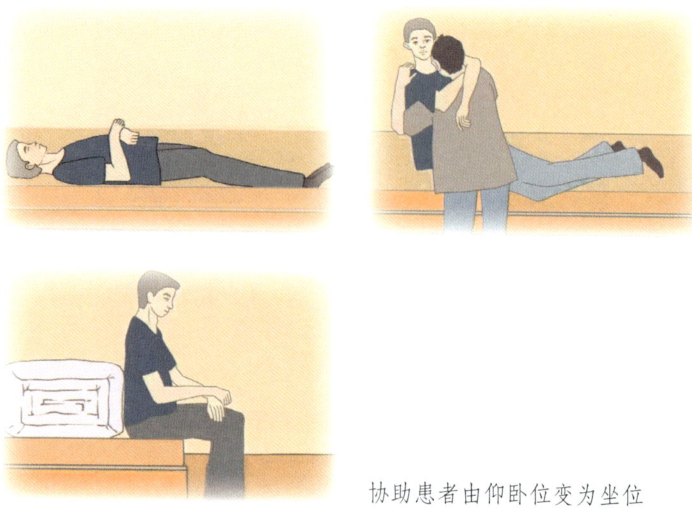

协助患者由仰卧位变为坐位

6. 原则及注意事项 ①发现患者出现脸色发乌、发绀等不舒适情况时，停止体位转换；②为保护患者安全，摘下身上、手上佩戴的手表等饰品，以免误伤患者；③尽量让患者参与体位转换，以继续保持患者的身体功能，防止肌肉萎缩；④如患者一侧偏瘫，尽量不将偏瘫侧置于下方，以免加重偏瘫侧血液循环不良；⑤保持身体各关节处于功能位置；⑥根据患者的状态进行翻身，不需要坚守两小时翻身的原则；

⑦可使用恰当的辅助用具，如侧翻枕等；⑧在协助患者翻身过程中利用人体力学原理，避免扭伤腰部、拉伤肌肉等。

活动用具的选择

1. **助行器**　对于病情稳定、有一定活动能力的患者，可以使用助行器让患者自行行走。

(1) 助行器的高度调节：患者仰卧时手腕到脚后跟的距离再加 2.5 厘米是适宜的高度，或患者身体自然站立，双手下垂在身体的两侧，助行器手柄高度与手腕腕痕齐平。

(2) 患者保持身体在助行器的框架里，双脚脚后跟与助行器后腿在一条直线上。

(3) 使用前确认稳固性→一手握住助行器手柄→一手扶住椅子或床边缘，双手一起用力，同时腿发力站起。

(4) 坐下时，双腿后移碰到椅子或床，双手向后扶住椅边或床沿坐下。

(5) 走动时站在助行器中间，双手握住手柄，将身体重量放在相对有力的肢体上和助行器上，将助行器前移 20 厘米左右。迈出同等的距离后将重心前移到手腕，用助行器来支撑身体重量，然后移动另一条腿到与患肢齐平位置，站稳后再重复上述步骤。

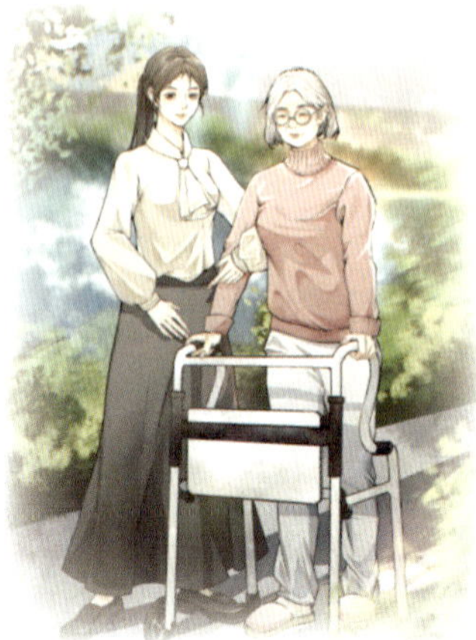

助行器

2. 轮椅

(1) 普通轮椅

1) 普通轮椅的使用方法：①患者坐轮椅前，家属先了解患者的身体状况和活动能力，并与患者沟通，取得患者配合；②先检查轮椅坐垫是否干燥、手刹是否灵敏；③将脚踏收起，拉好手刹，扶助患者坐稳后，将脚踏放置于患者脚下；④协助患者调整身体，让其背部靠着轮椅后背，平稳放好双手，并系好安全带；⑤坐轮椅时间不宜过长，每隔30分钟左右，协助患者站立或变换坐姿，避免臀部长时间受压造成压疮。

2) 普通轮椅的注意事项：①注意安全带的放置，每次解开安全带后，要将其顺势放在椅背后方，以免造成压坏安全扣、安全扣夹到轮里的情况；②使用轮椅外出时注意根据天气为患者使用薄毛毯保暖；③患者如有下肢水肿、溃疡或关节疼痛，可将脚踏板抬起，垫以软枕。

3）特殊状态下轮椅的使用方法：①上、下坡推轮椅，上坡时家属要站在轮椅后方，身体前倾，向前推动轮椅，防止轮椅因重心偏移而后翻；下坡时倒转轮椅，家属站在下坡位置，保持轮椅在上方，家属身体前倾，倒退而行，采用倒退的方式下坡，防止轮椅因惯性下滑。②上、下台阶或过门槛，上台阶、过门槛时家属单脚踩压助力架，使轮椅前轮抬高轻放台阶上。后轮紧贴台阶后再用双手同时上抬扶手，使轮椅后轮离地。下台阶时同样单脚踩压助力架，使轮椅前轮抬离地面，家属将重心放在身体后侧，当推行至台阶边缘时，双臂用力向后拉拽，使轮椅缓慢下行，后轮落地后不要受力，直到前轮也轻触地面后。叮嘱患者抓紧扶手，身体向后紧靠轮椅。注意：单人照护时不建议推轮椅下台阶，如有必要，尽量寻求旁边人的帮助，将轮椅抬下来。

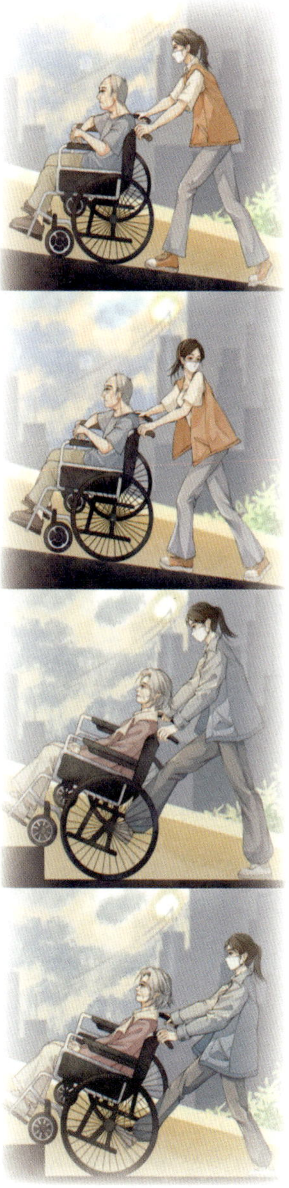

推轮椅上下坡、上下台阶

（2）电动轮椅

1）电动轮椅的使用方法：①关闭电动轮椅的电源，将脚踏板向上翻起，协助患者坐入轮椅，再将脚踏板放下来；②系好安全带，打开电动电源，按速度减小键把速度调至最低，根据情况再慢慢加速；③电动轮椅的操纵杆可同时控制方向和速度，向行驶方向缓慢推动操纵杆，电磁制动器发出一声“咯嗒”后松开即可，电动轮椅启动行驶，加大操纵杆的推动幅度可加速，反之减速；④需要停止时，松手使操纵杆复位，平稳停止。

2）电动轮椅的注意事项：①注意安全，不用轮椅撞门或障碍物；②使用前应先检查电池电量，如果电量不足应及时充电；③电动轮椅的前轮较小，在快速行驶时如遇到小障碍物（如小石子、小沟等）易造成轮椅突停而导致轮椅或患者向前倾翻而伤害患者；④经常检查轮椅，定时加润滑油，保持完好备用；⑤其他如普通轮椅。

3. 平车　当患者虚弱至无法使用轮椅又需要外出检查或有强烈愿望外出时，可考虑使用平车。

（1）平车使用方法：①检查平车性能；②挪动法：将平车紧靠床旁，踩下刹车→患者头部睡在大轮侧，按上半身、臀部、下肢的顺序向平车挪动→从平车下回床时，平车贴紧床边，踩下刹车→患者按下肢、臀部、上半身的顺序挪动到床上；③一人搬运法：家属一只手从患者腋下伸至对侧肩膀，另一只手在患者臀部下→患者双臂交叉抱住家属颈后→家属抱起患者，放在平车上；④两人搬运法：一人一只手托住患者头、颈、肩部，另一只手托住腰部→另一人一只手托住患者臀部，另一只手托住膝部→两人同时抬起，将患者放于平车上。

(2)使用平车的注意事项：患者的头部应睡在平车的大轮端；注意保暖，避免受凉；上下坡时，患者头部应位于高处一端，以免引起不适。家属在患者头侧，随时观察患者面色、呼吸的变化。

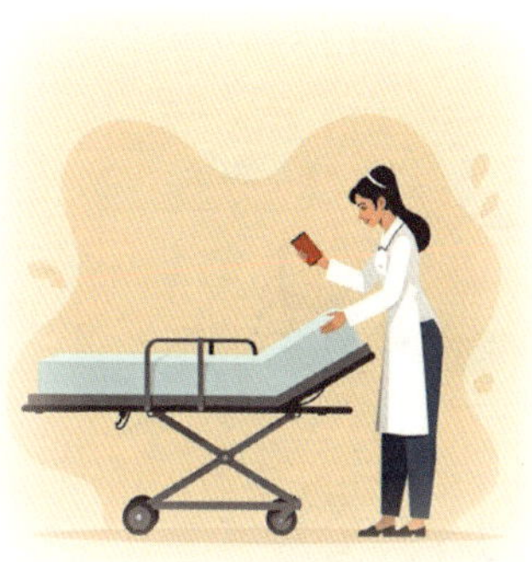

检查平车性能

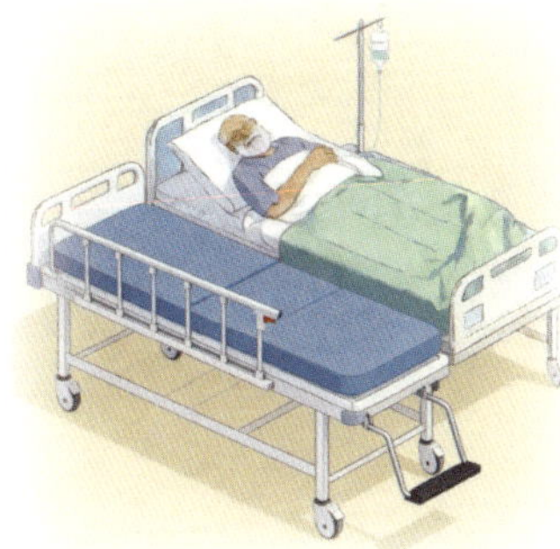

挪动法

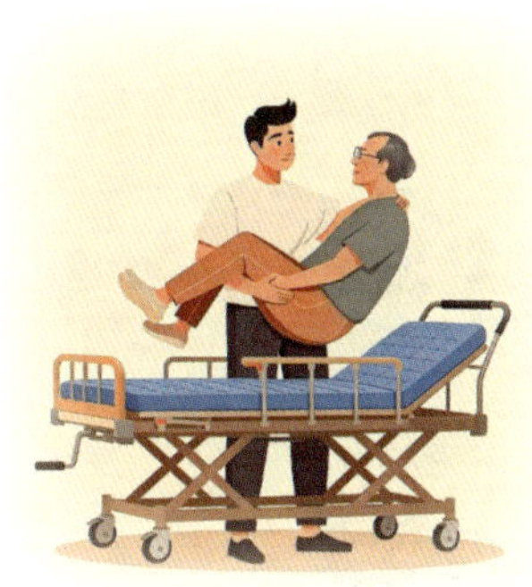

一人搬运法

4. 床、轮椅间转移　帮助患者从床到轮椅转移的步骤：把轮椅推到床旁，与床成 30°～45°，刹住车闸，翻起脚踏板→患者坐在床边，双脚着地，身体前倾→家属双腿分开，双膝夹紧患者膝部并固定，双手抱住患者臂部或拉住腰部皮带，患者双臂抱住家属的颈部；家属将患者拉起，保持站立→患者站稳后，慢慢旋转身体，使背部转向轮椅，臀部正对轮椅正面，慢慢弯腰坐到轮椅上→放下脚踏板，患者双脚放于脚踏板上。从轮椅向病床转移时，可按上述程序反过来进行。

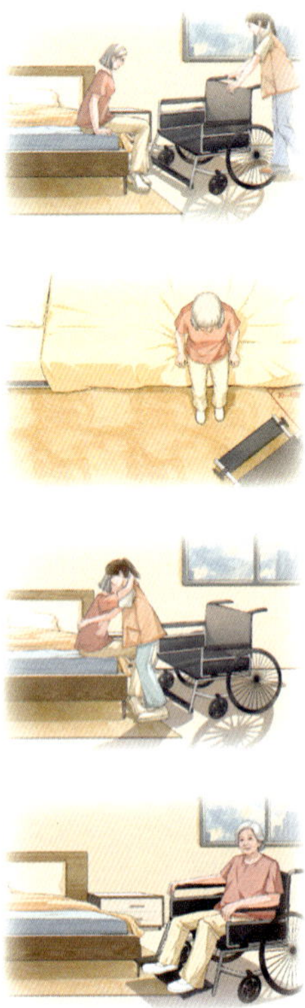

从床转移到轮椅上

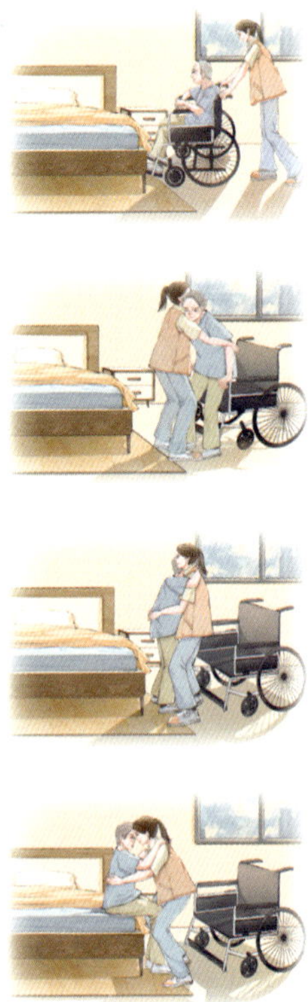

从轮椅转移到床上

营养支持

老陈回家后，老伴开心的同时也在纠结老陈的饮食问题。她想给老陈增加营养，每天端炖好的鸡汤鱼汤到老陈床旁，老陈总是摇头拒绝，表达自己只想喝粥或没油的汤水。面对老陈的饮食状态，老伴愁得不行，小陈见此情景急忙联系安宁疗护护士了解营养支持的知识，才知道老陈因为使用了镇痛药物影响了食欲。目前，老陈的营养供应应以舒适为主，清淡容易消化。老伴这才放下心来，不再强迫老陈进食油腻食物。

食物的选择

营养管理的原则：保证食材的多样性、少食多餐、出入平衡，以免加重患者脏器功能负担。

1. 影响患者营养需求的因素

(1) 年龄与代谢：老年人的基础代谢率通常会降低，导致能量需求减少。安宁疗护患者可能因疾病或治疗使代谢率发生变化。

(2) 疾病状态：患者可能出现食欲减退、消化吸收不良、体重下降等问题，这些都会影响患者的营养与能量需求。

(3) 活动水平：由于疾病限制或身体衰弱，安宁疗护患者的活动水平通常较低，减少了其能量消耗。

2. 患者营养与能量的评估

(1) 个体化评估：每个患者的营养与能量需求都是独特

的，因此需要根据疾病情况、身体状况、饮食习惯和活动水平进行个体化评估。

(2) 专业指导：家属应该通过咨询医护人员，让医生根据评估结果为患者制订个性化的能量摄入计划，大致确定患者的营养需求并转换为进食的种类和量。

3. 患者营养摄入的建议

(1) 选择高营养食物：如富含蛋白质、维生素和矿物质的食物。

(2) 选择易于消化的食物：患者可能伴有消化系统问题，应选择易于消化的食物，如煮熟的蔬菜、软糙米等。

(3) 少量多餐：对于食欲减退的患者，可以鼓励他们少量多餐，以减轻胃肠负担，同时满足能量需求。

4. 患者可以选择的饮食

(1) 普通饮食：一般食物都可采用，适用于消化功能相对正常、无须饮食限制的患者。

(2) 软质饮食：食物有形但柔软，如软饭、面条、切碎煮熟的菜、肉，适合能咀嚼但需要减轻消化负担的患者。

(3) 半流质饮食：食物呈糊状或稠流状，几乎不用咀嚼，如泥、末、粥、面条、羹等，适合吞咽功能差或消化功能差的患者。

(4) 流质饮食：乳类、豆浆、米汤、稀藕粉、菜汁、果汁等，适用于伴发高热、全身衰竭的患者。

5. 注意事项

(1) 监测体重和营养状况：每天或定期（清晨排空大小便空腹时）监测患者的体重变化，观察患者的营养状态，以便及时调整能量摄入计划。

（2）关注患者感受：在制订和执行能量摄入计划时，应充分关注患者的感受和需求，确保计划的可行性和舒适度。临终前患者可能因为器官功能减退或衰竭，拒绝进食进水，此时可以遵循患者与家属的意愿。

（3）与医疗团队紧密合作：营养和进食对患者来说是个重要的事项，家属应该与营养师、医生、护士等紧密合作，共同制订和执行患者的能量摄入计划。

协助进食和饮水

1. **协助进食和饮水的原则** ①不强求：患者肠道消化与吸收功能差，对食物的渴求度不高，有时不进食是对身体的保护，不能强求患者每天达到多少进食量；②不苛求：如患者想进食某种食物，如糖尿病患者想吃蛋糕等，可以在咨询医生后尽量满足其需求，或使用其他代糖代替；③多样化：能进普食的患者可以进食软食和半流质，不能局限于某一种食物。

2. **协助患者经口进食和饮水的流程** ①协助患者取半卧位或坐位。②将毛巾围在患者颈下，准备饮水用的吸管或水壶。③按需要戴上义齿。④鼓励患者自己慢慢进食。⑤不能自己进食者，家属用调羹喂。⑥协助进食注意事项：小口喂，每口的量为1/3调羹；遇有呛咳或咳嗽应立即停止。⑦用餐后，协助患者洗手、漱口，恢复舒适卧位，整理被服。

3. **协助留置胃管患者进食饮水的流程** 患者可能因口腔疾病或吞咽功能障碍需要经胃管或胃肠管进食，其流程：

①喂食前准备好各种用物（小毛巾、注射器、营养液或水、胶布）；②抬高床头或患者取半卧位、坐位；③将毛巾围在患者颈下；④打开胃管末端，将注射器和胃管连接，先向外回抽，有胃液等抽出说明胃管在患者胃内；⑤抽吸食物，连接胃管，将食物慢慢注入患者胃内；⑥抽 20 毫升饮用水，冲洗胃管；⑦协助患者采取舒适卧位。经胃管进食饮水注意事项：每次少于 200 毫升，间隔时间大于 2 小时；观察患者面色及状态，如果有异常，马上停止；药片研碎溶解后灌入；鼻饲液温度保持在 38～40℃；果汁与奶要分别注入，以免结块；喂完后将

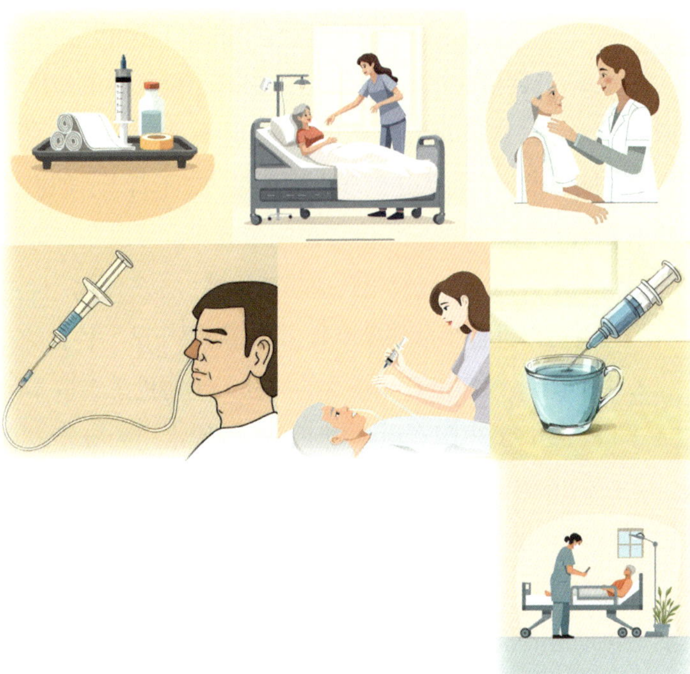

留置胃管的进食流程

胃管末端反折，防止空气进入胃内造成腹胀；所有物品每天消毒，以免引起腹泻；胃管定期到医院进行更换；胃管妥善固定好，及时更换胶布加固；营养液现配现用，避免反复加热。

安慰性进食

有些患者因为肠梗阻或其他原因导致不能进食，但有强烈的进食欲望，这时候可以用安慰性进食来给患者制造一种进食的感觉，满足患者进食的感觉与需求。①咀嚼口香糖：咀嚼口香糖给患者产生进食的感觉，刺激口腔分泌唾液，还能清新口气；②口内含清香的水果，如柠檬、黄瓜等；③患者可以咀嚼想吃的食物，体验味道后再将食物残渣吐出。

（王佳丽　谌永毅）

心灵抚慰，为爱前行

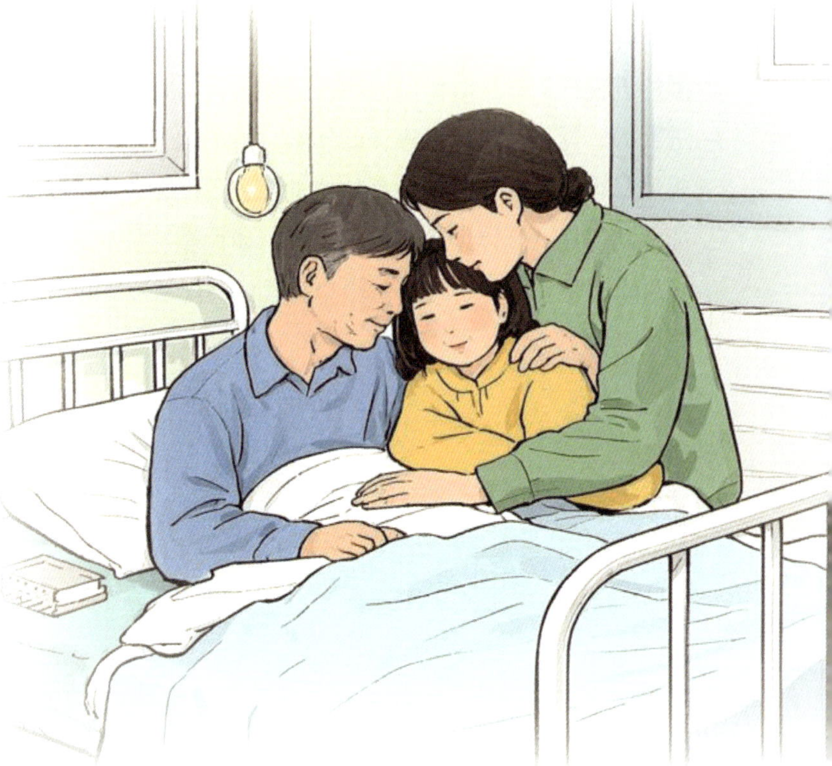

一位生命末期患者，心事重重，神情萎靡，不爱说话，常常闭着眼似在睡觉。爱人和孩子们轮流陪伴，以平静与贴心回应他的情绪：想说话就聊天，不愿开口就静静相守；想走动就牵手散步，不想动就陪坐院中。忙碌的家人放慢节奏，把更多时间留给患者。

他们关注患者的每个细微表情，及时回应：点头、握手、轻拥，用温暖的眼神理解和接纳他的情绪起伏。每天问候、拥抱，变换花样准备他喜爱的食物，安排服药，亲自照料起居。

在这份细致的陪伴中，一家人常围坐聊天、回忆往昔。患者有时插话，有时安静倾听。随着时光缓缓流淌，他的情绪渐渐平和，眼神重现光亮，不再忌讳谈论死亡。告别变得不再悲痛，一家人也能坦然商讨丧葬、照护和财产分配等事宜，曾经沉重的话题也因此轻松了许多。

陪伴与倾听

陪伴与倾听能在患者与家属之间建立深厚的情感纽带，使彼此间相互懂得和看见，让生命重回本真的模样。高质量的陪伴与倾听可以让家属与患者共历冷暖，直面生死，延续家族中的美好传统，给予终末期患者心理支持与精神慰藉。

怎样做到高效陪伴

1. 在场性

(1) 每天固定时段（如 15 ~ 30 分钟）全身心陪伴患者。

(2) 关闭手机 / 停止手头事务，通过眼神接触传递此刻家属和患者完全在一起。

2. 接纳患者

(1) 允许患者表达负面情绪，如愤怒、恐惧、抱怨。

(2) 不用否定句式，如“别乱想”“不至于”“不应该”。

(3) 改用接纳句式，如“这种感觉确实很难受”“这对你有多不容易”。

3. 适当的响应

(1) 倾诉需求：安静倾听 + 点头回应。

(2) 转移需求：引导回忆快乐往事，如观看老照片等。

(3) 掌控感需求：让患者参与家庭事务决策。

怎样做到高效倾听

1. 环境准备

(1) 物理环境准备：选择安静、私密的空间，避免干扰。调整床 / 座椅的角度，确保双方视线平齐。准备患者熟悉的物品，如常用毛毯、家庭相册。

(2) 心理状态调整：家属应提醒自己陪伴与倾听的目标是理解而不是评价。

2. 开启对话：倾听与回应

(1) 建立情感连接：家属观察患者情绪状态，患者频繁叹气/反复整理物品时主动询问。“您看起来不大开心？可以和我说说吗？”注意眼神接触，适时地给予一个温暖的拥抱或轻柔的抚摸。

（2）引导性开场：“今天阳光很好，想出去晒晒太阳吗”“看看咱们以前的照片”。

3. 深度倾听

（1）专注倾听：记录关键事件节点。识别情绪词汇（愤怒、悲伤等）。发现重复出现的主题。

（2）适时沉默：对方停顿后等待 5 ~ 7 秒，关注情绪反应。适时递纸巾、温水，给予非语言支持。

（3）引导性反馈：“你刚提到被误解时的委屈，是这样吗”“听起来这件事让你感到无助无力……”“这种压力像不像背着重石头爬山”。

（4）情绪捕捉技巧：记录重复出现的词语（如“拖累”“害怕”），观察肢体语言（攥拳 = 愤怒，频繁摸鼻 = 不安）。

4. 适度回应（避免过度介入） 给予赋能式语言，如“面对这些还能坚持到现在，你是怎么做到的”。

5. 回忆激活 可使用感官回忆法，如“还记得去年生日蛋糕的味道吗”“你教我包饺子时面粉沾到鼻子的样子特别可爱”。

怎样做到深层信任

终末期患者因病情变化复杂，容易与家属之间产生信任危机。此时，家属应积极与患者建立深度信任，确保终末期治疗和护理措施的顺利开展，从而为患者带来最大程度的舒适与安宁。

1. 医疗配合示范

(1) 当患者不想治疗时："我陪你一起问医生有没有替代方案。"

(2) 每天吃药的时候："嘿，到给身体'加油'的时候啦！"

2. 脆弱性展示

(1) 适当暴露自身感受："其实我也害怕，但和你一起面对就有力量。"

(2) 主动请求帮助："能帮我选件外套吗？你的眼光最好了。"

3. 记忆重建计划

(1) 制作"生命故事册"：每周整理 1 段患者人生高光时刻。

(2) 录制"语音遗产"：悄悄保存患者讲述的家族往事。

避免常见的误区

1. 过度积极陷阱

☒ "肯定能好起来"。

☑ "我知道现在很难，我们一起加油"。

2. 比较伤害

☒ "隔壁床阿姨都没喊疼"。

☑ "每个人的感受都值得被尊重"。

3. 虚假承诺

☒ “我保证三个月就好”。

☑ “医生说过这个阶段会持续”。

4. 情感隔离

☒ 戴着口罩说话。

☑ 说话时拉下口罩保持面部可见（特殊情况除外）。

5. 自我感动式付出

☒ “我辞职照顾你”。

☑ “我需要每周三下午处理工作，到时候让表姐来陪你好吗”。

陪伴与倾听是建立深层关系链接最好的方法，在这个案例中，正因为家人始终用爱陪伴，老人在生命最后的日子里常对爱人和孩子说：这一生已圆满幸福，没有遗憾。也因为这份爱抚平了他内心的不安全感、恐惧与纠结，离世时格外安宁平静。

接纳

接纳是指以开放的态度为各种痛苦情感、感受、冲动和情绪腾出空间，接纳事情的本来面目，如接纳安宁疗护的事实，接纳由于生病带来的各种困扰以及生活被打乱。接纳有助于患者和家属改善心理状况，采取合适的应对方式。鼓励和协助患者建立正确的价值观，主动接纳自我，面对痛苦。

接纳的关键要素

协助患者自我接纳的关键要素

1. 接纳情绪的复杂性 如允许同时存在悲伤与解脱感。

2. 接纳能力的局限性 如告诉患者他已做到当前认知水平下的最好选择。

3. 接纳自我的真实性 让患者认识到每个人都有脆弱的权利，求助不是软弱。

自我接纳的方法

1. 写出内心的体验 家属和患者一起用写作的方式，也可以用写信的方式，写出内心的体验，舒缓痛苦，释放害怕的情绪，鼓励有意识地注意此时此刻的环境和心理活动，不做评价，完全接受，以帮助患者更好地体验周围世界。以此陪伴患者完成了一次发泄情绪的事情，有利于患者释放内心的痛苦情绪。

三栏日记法

事实	感受	自我对话
今天镇痛药失效	愤怒、无助	这不是我的错，已寻求帮助调整方案

2. 活在当下 是指个体对此时此刻内部与外部环境进行关注。安宁疗护患者往往会过于纠结或沉湎过去，期盼或焦虑未来，导致行事冲动或者盲目，并容易与当下的体验脱离。这时需要提醒患者将注意力集中在正在发生的事情，关

注内部与外部世界，以提升当下意识。可通过以下几个方法帮助患者关注当下。

（1）正念呼吸：正念呼吸是一种通过专注于呼吸来缓解压力、改善心理状态的练习方法。其主要步骤如下。

1）调整环境和姿势：选择一个安静、舒适的地方进行练习，可以采用坐姿、卧姿或跪姿，保持脊柱直立，闭上眼睛以减少外界干扰。

2）专注呼吸：用鼻子深吸气，感受空气流经鼻腔、进入肺部，再缓慢呼出。吸气约 4 秒，屏气 2 ~ 3 秒，呼气 6 秒。练习时可轻轻数以维持节奏，但不要强迫自己改变自然呼吸。

（2）身体扫描：身体扫描是一种通过关注身体各部位的感觉来增强身体觉知的练习，有助于减轻焦虑和抑郁情绪。其练习步骤如下。

1）准备姿势：选择舒适的姿势，闭上眼睛，全身放松。

2）逐步扫描：从脚部开始，逐步将注意力转移到身体的每个部位，感受每个部位的感觉（如紧张、放松、温暖、冰冷等）。结合呼吸，感受身体的放松过程。

3）觉察与接纳：在扫描过程中，可能会出现各种情绪或念头，不要评判，而是温和地接纳它们，然后继续关注身体的感觉。

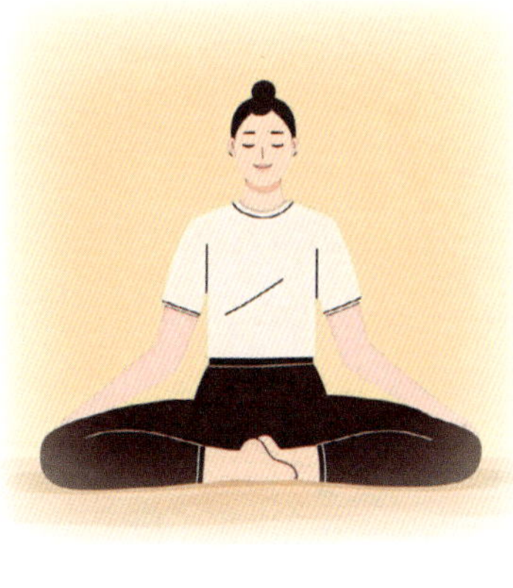
正念呼吸

4）整合体验：练习结束后，使注意力重新回到身体，体会身体的放松与内心的平静。

家庭会议

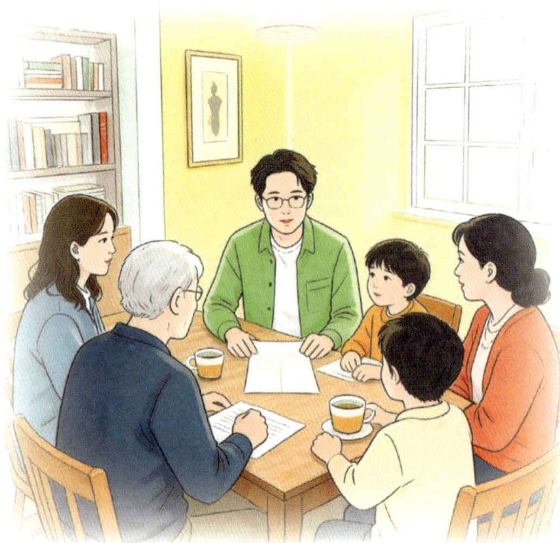

家庭会议

“对于患者现在的状态，我真的手足无措，不知道该说什么、该干什么，我说的做的常常起不到应该有的效果，甚至还会让他变得更难受。”大多数患者家属或许都面临这种困扰，很多时候患者不愿将自己的真实感受和想法告诉家属，家属想帮助患者却不知道应该怎样做，有时还会适得其反，让患者和家属在这样的状态中备感难受。召开家庭会议主要是帮助患者和家属彼此了解各自的内心世界，解决照护过程中面临的多种困扰以及家庭成员之间有效抉择。

作为安宁疗护的照护者，召开家庭会议共同商讨面临的难题是非常重要的一个环节，能让家庭成员在同一平台上沟通，凝聚共识，为患者提供更妥善的照护。以下将从家庭会议的准备、会议的开展、后续跟进三方面介绍具体的实施步骤。

前期准备

1. 确定参会人员

(1) 家庭会议主要核心家庭成员：患者的配偶、子女、父母等，与患者关系最为密切、对患者情况最为了解且在照顾决策中有重要影响力的直系亲属。其他相关亲属，如患者的兄弟姐妹，他们可能在照顾过程中提供支持，或者在情感和经济上起到一定作用，也可邀请参加。可根据患者的意愿选择是否参加家庭会议。

(2) 专业人士（如有需要）：如果在医疗决策上存在较大困惑，可邀请患者的主治医生参会，以便准确清晰地解答关于患者病情、治疗方案、预后等医学专业问题；若涉及心理方面的困扰，心理咨询师能从专业角度给予指导和建议，帮助家庭成员处理情绪，更好地应对现状。

2. 选择合适的时间和地点

(1) 时间：挑选一个对所有参会人员都相对方便，且大家都能保持相对放松、专注的时间段。避免选择在家庭成员工作特别繁忙或情绪波动较大的时候开会。提前与大家沟通协调，确保每个人都能预留出足够的时间，保证会议不受干扰地顺利进行。

（2）地点：选择一个安静、舒适、私密的空间，让家庭成员能够自由地表达想法和感受，不受外界干扰。家通常是比较理想的选择，能给人熟悉和安心的感觉；若觉得家里氛围不合适，也可考虑在医院的会议室（提前与医院沟通预约）或安静的咖啡馆等场所。

3. 明确会议目的和议程

（1）目的：清晰确定召开家庭会议要解决的核心问题，如讨论患者最后是否进行抢救、合理分配照顾任务、商谈医疗费用以及探讨如何给予患者更好的情感支持等，让每位参会者都明确知晓会议的重要性和期望达成的结果。

（2）议程：提前规划会议流程，如开场介绍会议目的和议程安排，接着由某位家庭成员或医生介绍患者目前病情，之后依次针对每个核心问题展开讨论，预留时间给大家提问和交流，最后进行总结并尝试达成共识。将议程提前告知参会人员，使他们对会议有整体的了解，也便于提前准备相关的想法和资料。

4. 信息准备

（1）医疗信息：主要照顾者需提前与主治医生充分沟通，详细了解患者的病情现状、疾病发展趋势、当前可行的治疗方案及对应效果与风险、抢救可能的结果及其对患者的影响等信息。将这些信息整理妥当，方便在会议上准确传达给其他家庭成员。

（2）照顾现状信息：梳理目前照顾患者过程中已经采取的措施、各项照顾任务的具体内容、每位家庭成员目前承担的照顾工作以及遇到的实际困难等，为讨论照顾任务分配提供清晰的依据。

家庭会议开展

1. 开场（5～10分钟）

（1）营造氛围：会议开始时，先营造一个温暖、理解和开放的氛围。可以简单表达对各位家庭成员在这个艰难时期共同付出的感谢，强调大家都是出于对患者的爱和关心相聚在此，目的是更好地帮助患者度过最后的时光，让每个人都能感受到被尊重和支持，从而更愿意敞开心扉进行交流。

（2）介绍目的和议程：清晰明确地向大家阐述本次会议的目的，将之前准备好的议程一一介绍，让大家清楚地知道接下来要讨论的内容和流程，引导会议有序进行。

2. 情况介绍

（1）病情介绍：由家属或者邀请医生详细介绍患者的病情，包括诊断结果、目前身体状况、各项生理指标、治疗进展等。使用通俗易懂的语言，确保每个家庭成员都能理解患者的真实病情。同时，解释不同治疗方案的利弊，特别是关于抢救措施，要说明其可能带来的效果、对患者身体和生活质量的影响等，为后续的决策讨论提供充分的信息基础。

（2）照顾情况说明：分享目前照顾患者的具体情况，包括日常照顾的任务细节，如饮食护理、身体清洁、服药管理等，以及面临的困难，如照顾精力不足、照顾专业知识欠缺、经济压力等。让其他家庭成员全面了解照顾工作的全貌，体会照顾者的辛苦，为合理分配照顾任务做好铺垫。

3. 讨论决策

（1）抢救决策讨论：引导家庭成员围绕是否进行最后抢救展开讨论。鼓励每个人表达自己的观点和想法，尊重不同的意见和感受。有些人可能出于对患者生命的珍视，希望不惜一切代价进行抢救。而有些人可能考虑到患者的痛苦、生活质量以及病情的不可逆性，倾向于选择更温和的方式。在讨论过程中，要基于之前介绍的医疗信息，理性分析各种后果。可以分享一些其他类似案例的经验，帮助大家更好地权衡利弊。如果争议较大，可暂时搁置，进一步咨询医生或查阅相关资料后再做决定。

（2）照顾任务分配讨论：基于现有的照顾情况和家庭成员的实际状况，讨论如何合理分配照顾任务。例如时间较为充裕的成员可以负责日常的陪伴和基本生活照料；具备一定医疗知识或学习能力的成员可以承担协助服药、观察病情变化等任务；擅长沟通的成员可以负责与医生沟通、处理对外事务。对于一些大家都不太愿意承担或有困难承担的任务，共同商量解决方案，如是否可以聘请护工协助，或者由几位成员轮流承担。

（3）其他问题讨论：除了抢救决策和照顾任务分配，还需要讨论其他可能存在的重要问题，如经济资源的安排，明确治疗费用、照顾费用的来源和分担方式；如何给予患者更好的情感支持，制订一些具体的陪伴和沟通计划等。

4. 达成共识

(1) 总结归纳：在充分讨论后，对大家的观点和讨论结果进行总结归纳。将关于抢救决策、照顾任务分配、经济安排等各项讨论的要点清晰地梳理出来，再次确认每个家庭成员对讨论结果的理解。

(2) 寻求共识：以患者的利益和福祉为出发点，努力寻求尽可能一致的意见。对于一些无法完全达成一致的问题，要进一步协商，尝试找到折中的解决方案。在这个过程中，强调家庭团结和共同面对困难的重要性，鼓励大家相互理解、相互支持。如果最终仍然存在分歧，尊重每个家庭成员的意见，但也要明确以大多数人的意见为主导，同时关注少数人的感受，尽量减少家庭矛盾。

5. 记录与结束

(1) 会议记录：指定一位家庭成员负责记录会议的主要内容和达成的共识，包括各项决策结果、照顾任务分配清单、后续行动计划等。记录要详细、准确，以便会后查阅和执行。

(2) 结束会议：对本次会议进行简要回顾，再次感谢大家的积极参与和付出。鼓励家庭成员在会后继续保持沟通和协作，共同为患者提供最好的照顾和支持。宣布会议结束。

后续跟进

1. 行动落实

（1）按照决策执行：会后，各家庭成员要按照会议达成的共识和分配的任务立即行动起来。例如，如果决定了照顾任务分配方案，相关成员要及时承担起自己的职责，确保照顾工作有序进行；如果做出了关于治疗方案或抢救决策，要及时与医生沟通，落实相应措施。

（2）定期沟通进展：建立定期的沟通机制，如每周或每两周进行一次家庭沟通，分享照顾患者过程中的进展、遇到的新问题以及患者的状况变化等。通过及时沟通，能够及时调整照顾计划和任务分配，确保整个照顾工作始终处于最佳状态。

2. 关注家庭成员状态

（1）心理支持：照顾终末期患者对每个家庭成员来说都是巨大的心理挑战，在后续过程中，要密切关注家庭成员的心理状态。如果发现某位成员出现情绪低落、焦虑、压力过大等情况，及时给予关心和支持。可以鼓励大家相互倾诉，分享感受，也可以寻求专业心理咨询师的帮助，共同度过这段艰难时期。

（2）调整任务分配：随着照顾工作的推进和患者病情的变化，可能需要对之前分配的照顾任务进行调整。例如，某个家庭成员因工作变动或自身健康原因无法继续承担原有的任务，要及时召开小型家庭会议，重新协商任务分配，确保照顾工作不受影响。

3. 持续评估与决策调整

(1) 评估决策效果：定期对之前做出的决策进行评估，如抢救决策是否符合患者的最佳利益，照顾任务分配是否合理有效等。根据评估结果，如果发现原有的决策存在问题或者不再适用于当前情况，要及时再次召开家庭会议，重新讨论并调整决策。

(2) 适应病情变化：终末期患者的病情可能随时发生变化，要根据病情的变化及时调整照顾策略和决策。例如，如果患者的症状突然加重，可能需要重新考虑治疗方案或增加照顾资源；如果患者表达了新的意愿和需求，也要尊重并尽力满足，通过家庭会议共同商讨如何实现。

注意事项

1. 首次会议建议控制在 60 分钟内。

2. 每次会议必须产生至少 1 项可执行成果。

3. 患者离世后保留会议记录（可降低遗产纠纷风险）。

通过实施家庭会议不仅能提升照护质量，更能将失去亲人的危机转化为家族凝聚的契机。没有完美的方案，只有不断完善的协作，这才是对生命最好的致敬。

生命回顾

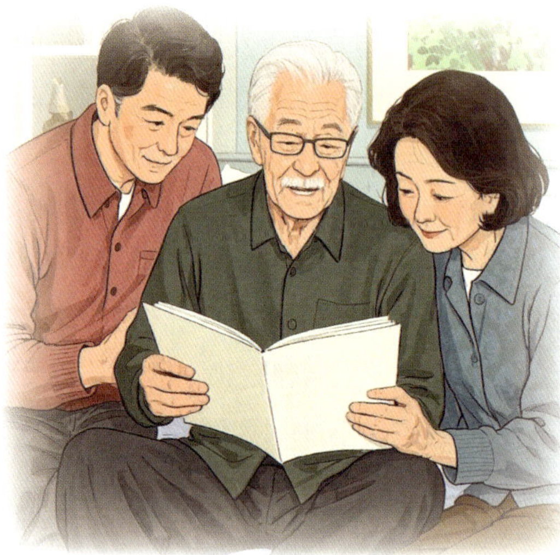

生命回顾

老人与亲人共同回顾自己的一生：童年时期的他生活十分悲惨，母亲早逝，父亲常年在外，在缺饭少衣中长大。6岁时，开始照顾生病卧床的父亲；中年时期工作时由于煤气中毒差点意外死亡；与爱人一起将孩子抚养成人，同心协力、风雨同舟一同走过50多年。尽管生活坎坷，但他对生活仍然充满希望与感恩。

生命回顾是指个体对自己一生经历进行系统回顾和反思的过程。对于终末期患者而言，生命回顾具有极其重要的意义。不仅可以帮助患者在有限的时间内重新审视自己的人生，发现生命中的意义和价值，从而获得内心的平静和安宁，减轻对死亡的恐惧；还能让患者有机会整理自己的情感，与家人和朋友更好地沟通，留下珍贵的回忆，为人生画上一个相对圆满的句号。同时，对于家属来说，参与患者的生命回顾过程，能更深入地了解患者的人生经历和内心世界，增进彼此之间的情感连接，在患者最后的时光给予更贴心的陪伴。

前期准备

1. 选择合适的时间和环境

(1) 时间：选择患者身体状况相对较好、精神状态较为清醒、情绪比较平稳的时间段进行生命回顾。避免在患者身体不适、疲劳或情绪波动较大时开展，以免影响回顾的效果。

(2) 环境：确保回顾的环境安静、舒适、温馨，没有外界干扰。可以是患者熟悉且感到放松的病房，布置一些患者喜爱的物品，营造温暖、安全的氛围。比如摆放一些家人的照片、患者喜爱的花卉等。患者在熟悉且舒适的环境中更容易敞开心扉。

2. 确定参与人员 主要参与人员为患者及其家属。根据患者的意愿，也可以邀请关系亲密的朋友、同事等。

3. 准备记录工具 准备好纸笔或录音设备。如果使用录音设备，需要提前征得患者同意，并确保设备电量充足、存储空间足够。记录工具的作用是帮助患者记录下回忆过程中的重要事件、感悟等，以便后续整理和保存。

引导回顾

1. 开场引导 由家属开启对话，表达对患者进行生命回顾的支持和理解。例如，“亲爱的 ××，今天我们一起聊聊您过去的人生，听听那些特别的故事，您愿意和我们分享吗？”让患者感受到被尊重和关爱，放松心情，进入回忆状态。

2. 回忆线索引导 可以从患者的童年时期开始引导回忆，如询问患者小时候最喜欢的游戏、最难忘的生日、印象深刻的老师等。通过这些具体问题，帮助患者逐渐打开记忆的大门，沿着时间脉络回顾人生经历。例如，“您还记得小时候第一次上学的情景吗？当时心情是怎样的？”随着回忆的展开，逐步引导患者讲述青少年时期、成年后的工作经历、重要的人际关系，人生中的重大事件（如结婚、生子、取得重要成就等）。在引导过程中，保持耐心倾听，不要打断患者的叙述，用眼神、点头等方式给予鼓励和回应。

3. 情感与感悟分享 在患者讲述完一段经历后，引导患者分享当时的情感和内心感受。例如，“您在那次创业失败时，心里肯定不好受，能和我们说说您当时是怎么想的吗？”帮助患者深入挖掘回忆中的情感体验，这有助于患者更全面地理解自己的人生，也能让家属更好地了解患者。鼓励患者思考这些经历对自己人生的影响和意义，引导患者总结从中获得的经验教训、成长感悟等。例如，“通过这次经历，您觉得自己学到了什么？对您后来的人生有什么改变吗？”

深入探讨

1. 挖掘未表达的情感 留意患者在回忆过程中可能没有完全表达出来的情感，如遗憾、愧疚、自豪等。以温和的方式引导患者进一步探讨这些情感，帮助患者释放内心深处的情绪。例如，“我感觉您提到这件事的时候，好像还有一些别的想法，能再和我们说说吗？是不是有一点点遗憾呢？”

2. 促进自我认知与成长反思 与患者一起探讨他们在不同人生阶段的自我认知变化。例如，“您年轻的时候觉得自己最大的优点是什么？随着年龄增长，这个优点有没有给您带来一些新的体验或挑战呢？”通过这样的探讨，帮助患者更清晰地认识自己，看到自己的成长和变化。引导患者思考人生中的困难和挫折对其性格塑造和价值观形成的影响。例如，“那次大病让您对生命有了新的看法，能和我们说说这种看法是怎么改变您对待生活的方式吗？”促进患者对自己人生的深度反思，发现生命中的积极意义。

总结记录

1. 总结回顾内容 在生命回顾接近尾声时，与患者一起简要回顾整个过程，帮助患者梳理所回忆的重要事件、情感和感悟。可以说：“今天我们一起回忆了好多您精彩的人生故事，从您小时候的趣事到后来的事业、家庭，每一段都那么珍贵。您觉得呢？”

2. 记录重要内容 根据之前准备的记录工具，将患者回忆中的关键信息、重要情感表达和深刻感悟记录下来。记录过程尽量保持原汁原味，不要过多修饰或打断患者。如果使用录音设备，事后要及时整理录音内容；如果是手写记录，要确保字迹清晰，便于后续查看。

3. 确认记录内容 将记录的内容读给患者听，或者播放录音给患者确认，确保记录准确无误让患者再次感受这些回忆的珍贵，并给予他们修改或补充的机会。例如，“这是我们记录下来的您说的话，您看看有没有哪里需要调整或者补充的？”

后续跟进

1. 整理与保存回忆资料 对记录下来的生命回顾内容进行整理，可以制作成一本纪念册，将文字、照片（如果有）等资料精心编排，配上温馨的话语和装饰，为患者留下一份珍贵的纪念。也可以将回忆的内容存储在电子设备中，方便患者随时查看和分享。

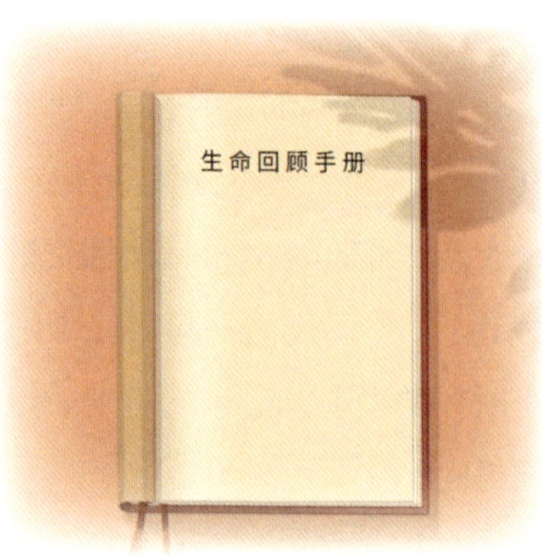

生命回顾手册

2. 家庭内部分享与传承 组织家庭成员一起阅读或聆听患者的生命回顾记录，让大家更深入了解患者的一生。这不仅可以增进家庭成员之间的情感交流，还能让年轻一代了解家族历史和长辈的人生经验，实现家族精神的传承。例如，可以在家庭聚会时，由一位成员朗读纪念册中的内容，共同感受那些温暖而珍贵的回忆。

3. 关注患者情绪变化 在生命回顾之后，持续关注患者的情绪和心理状态。生命回顾可能会引发患者各种复杂的情绪，如欣慰、感慨、平静等。家属要给予患者充分的关心和陪伴，及时倾听患者的感受，帮助患者处理可能出现的情绪波动。如果发现患者情绪有较大变化或出现心理困扰，及时与医护人员沟通，寻求专业的支持和帮助。

注意事项

1. 尊重患者意愿

(1) 整个生命回顾过程必须充分尊重患者的意愿。如果患者不愿意谈论某些话题，不要强迫；如果患者希望按照自己的节奏和方式进行回忆，要给予支持和配合。例如，患者可能对某段经历感到痛苦，不想提及，此时应尊重患者的决定，转换话题。

(2) 对于患者分享的内容，要给予充分的尊重和保密。家属不要随意传播患者的隐私信息，确保患者在安全、信任的氛围中进行生命回顾。

2. 保持积极态度

（1）在引导和参与生命回顾过程中，家属和医护人员要始终保持积极、乐观、支持的态度。用正面的语言和鼓励的眼神回应患者，让患者感受到被接纳和关爱。避免表现出悲伤、焦虑等负面情绪，以免影响患者的情绪和回忆氛围。

（2）注重挖掘患者生命中的积极因素和闪光点，多给予肯定和赞美。帮助患者看到自己人生中的成就和价值，增强患者的自信心和自我认同感。例如，“您在面对这么多困难时都坚持下来了，真的太了不起了！这就是您的力量和勇气。”

3. 控制时间和节奏

（1）生命回顾的时间不宜过长或过短。过长可能会让患者感到疲劳，影响效果；过短则可能无法充分展开回忆。一般来说，每次生命回顾可以控制在 1 ~ 2 小时，根据患者的状态和回忆进展灵活调整。

（2）注意回忆过程的节奏，不要过于急促。给患者足够的时间思考、组织语言和表达情感。当患者讲述较慢或停顿时间较长时，不要急于催促，耐心等待患者继续分享。

4. 避免评判与引导

（1）在患者分享回忆时，家属和医护人员要避免进行评判和指责。无论患者讲述的内容是怎样的，都要给予理解和包容。不要以自己的价值观去评判患者的行为和选择，而是专注于倾听患者的内心感受。即使患者讲述了一个可能在他人看来不太明智的决定，也不要批评，而是说：“当时您为什么会这么做呢？肯定有您自己的想法。”

（2）引导回忆时要避免强行引导或暗示。不要按照自己的预设思路去提问，而是根据患者的回答自然地展开话题，让回忆过程更加真实、自然，充分展现患者的个性和人生经历。

（刘翔宇　陈　婵）

社会支持，资源整合

李奶奶，82 岁，患有肺癌晚期全身骨转移，已无法进行手术治疗，且身体状况每况愈下，选择居家安宁疗护。子女在外地工作，无法长期陪伴，日常生活由保姆照顾。李奶奶情绪低落，对生活失去信心，经常独自哭泣。安宁疗护团队了解到李奶奶的情况后，召开了家庭会议，子女每天视频探望，节假日尽量回家陪伴；也对子女进行了照护培训，指导他们如何照顾母亲。联系社区志愿者每周上门陪李奶奶聊天、读报，邀请她参加社区组织的活动。经过一段时间的社会支持，李奶奶的情绪明显好转，疼痛得到有效控制，生活也变得更加充实。李奶奶开始主动与人交流，甚至在社区活动中分享自己的故事。她感受到了社会的温暖和关怀。

社会支持网络的建立

人类生存需要与他人合作，需要获得他人协助，当遇到个人难以解决的事情时，就需要调动一切资源和支持来应对遭遇事情带来的压力。社会支持网络是指由个人之间的接触所构成的关系网，通过这些关系网，个体能够获得情感、物质、信息等方面的支持。人类拥有的社会支持网络越强大，就越能应对来自外界环境的挑战，也能缓解遭遇事件的负面压力，越是深陷困境的人越需要强化社会支持网络。家里有进入安宁疗护阶段的患者，对于整个家庭来说，更是一个比较大的压力事件，需要调动社会资源度过这段时光。

联系社区资源和志愿者组织

随着国家对安宁疗护的重视，有些城市已将安宁疗护服务列入政府保障的社区健康服务项目清单，社区卫生服务中心、乡镇卫生院与家庭病床为行动不便的老年人、全部失去和部分失去自理能力人员、重度残疾人等提供社区和上门安宁疗护服务。通过拨打社区服务电话、互联网搜索或实地考察等均可获得所需信息。

志愿者的工作内容一般包括：陪伴和组织活动，协助申请社会资源，患者逝世后访视，提供哀伤支持等。我国将志愿组织分为正式和非正式的志愿组织。正式的志愿组织指的是经过官方批准成立的，在官方有一定备案的志愿组织。这些组织具有专门、正式的机构，有专职的志愿者或者带薪员工发动、招募、组织和管理志愿者开展志愿服务活动，如中国青年志愿者协会、中国志愿服务联合会、各级共青团志愿组织等。在我国，有大量的志愿组织依托共青团、妇联、医疗机构、小区等建立。非正式组织是指那些围绕特定公益项目而临时成立的或只受最低组织框架约束的团体、团队或群体，非正式组织广泛存在于民间，在社会福利事业发展中发挥着重要作用，如定期去养老机构、福利院等开展服务的志愿团体。

寻求专业社工和心理咨询师的帮助

如果家中有进入安宁疗护阶段的家人，无论是患者还是主要照顾者，或是其他家庭成员，都面临着巨大的经济压力和精神压力，家属不知道如何照护才能让患者感觉更舒适，除了专业的安宁疗护医护人员外，还可以寻求医务社工和心理咨询师的帮助。

安宁疗护医务社工与医师、护士不同，他们对心理学、社会学、医学、法律、哲学等知识均有了解，且获得社会工作的职业资格证书，通过医院选拔，为患者及家属提供心理关怀、社会服务，能为家庭提供专业的帮助。工作内容包括：①对患者、患者家属及整个家庭进行评估，评估内容包括情绪需求，家庭关系和沟通，家庭拥有的物质资源和社会资源，帮助医疗团队制订适合患者的诊疗方案，协助家庭做出调整，适应医疗和生活安排。②为患者及家属提供心理辅导，协助患者及家属之间交流沟通，减少情绪困扰和精神痛苦，有利于照护。③发掘社会资源，协助患者申请社会福利、寻找符合条件的大病救助基金或者通过媒体向社会寻求帮助，把社会、社区和家庭连接起来。④组织健康教育活动，招募、培训和带领志愿者为患者服务。

心理咨询师可运用心理学的方法，为患者及家属提供心理辅导，减少情绪困扰和痛苦，尤其是在患者过世后，对家人进行哀伤辅导。

一般医务社工、心理咨询师在安宁疗护病房等一些医疗机构、学术团体、社区机构、养老院等机构中供职。

网络社会支持

除了从相关医务人员处获取安宁疗护信息，家属也可从网络获取信息。以“安宁疗护机构名单”“志愿者服务”“生命关怀”等关键词进行网络搜索，可获得关于安宁疗护信息。

1. 微信公众号 ①人间有情宁养项目：公布了全国宁养院的联系方式。②上海手牵手：其微信公众号上推出了上海地区安宁病房地图。③成都市生命关怀协会等。

2. 网站 ①《选择与尊严》，北京生前遗嘱推广协会为核心运营主体。②李嘉诚基金会《人间有情》全国宁养医疗服务计划。③十方缘老人心灵呵护中心。④北京市仁爱慈善基金会生命关怀项目。⑤上海慈慧公益基金会。⑥广州红房子社工机构等。

3. 儿童安宁疗护 长沙市蝴蝶之家儿童舒缓护理中心、南京彩虹中心、松堂医院儿童临终关怀病房——雏菊之家；上海复旦大学生命关怀协会“青禾”重症儿童舒缓陪伴项目；湖南省儿童医院“福蝶小家”安宁疗护病房。

4. 医疗机构 各地卫生健康委员会官方网站发布的设有安宁疗护病房的医疗机构，如湖南省卫生健康委员会官方网站发布2023年湖南省安宁疗护示范病房及第二批标准病房名单。广东省卫生健康委员会官方网站公布2025年214家安宁疗护机构。上海市卫生健康委员会公布了261家安宁疗护机构，社区医院全覆盖。

葬礼和后事的安排

“天上的每一颗星，都是爱过我们的每一个人”，这是电影《人生大事》的台词，通过殡葬师莫三妹举办的五场葬礼，体会生死之间人世百态的生活，展现中国人如何看待死亡。电影提醒我们，什么才是“人生大事”，其实并不是“死”，而是好好的“生”。其一，小文外婆和小女孩的葬礼，告诉我们：人死了会变成星星守护活着的人，这是民间最朴素的“善终”想象。其二，给情敌办葬礼，表达了逝者为大，和过去和解的生活态度。其三，给活人办一场葬礼，将父亲的骨灰用烟花放上天，彰显现代人内心深处对生死越来越豁达，更在意生命的意义。从《周礼》“三虞五哭”到今天的简约追思，殡葬礼仪由繁入简，不变的是人们对逝者的怀念与对生者的珍视。

葬礼习俗

千百年来，世人必须要面对最终归宿，在中华上下几千年的传统文化中，丧葬文化是不可或缺的民俗精髓之一。葬礼是一种对逝者的最高礼遇，也是对生者的最大安慰。它包含了许多神秘而又深刻的意义，反映了人们对生命的态度和观念。

1. 现代殡葬的具体流程 在平时的生活中，突发情况总是不可避免，难免会有亲朋好友因为疾病或者意外而突然离世，这时就需要我们来料理后事。那么，现代殡葬的具体流程是什么？需要注意什么？

(1) 开具相关证明：如果亲友在家病逝，需要取得本辖区社区卫生服务机构或乡镇（街道）卫生院开具的《居民死亡医学证明（推断）书》。

(2) 销户：到辖区户籍管理部门销户。

(3) 联系殡仪服务：联系殡仪服务，净身穿衣。临终之际，家人要给逝者沐浴更衣，即脱下常人穿的衣服，待擦洗完身子后穿上寿衣。让逝者干净整洁地走完最后一程，通知殡仪服务接运遗体。

(4) 择日：遗体停放完毕后，家属应根据逝者年龄大小、在外地亲属的归期、丧事准备工作等因素选择逝者火化、安葬时间。一般从逝者确认死亡到火化安葬的时间为三天、五天或七天。同时要与殡仪馆预约追悼会时间及葬礼服务项目等。

(5) 报丧：在日期确定后，亲属需要立即把丧事消息告诉给亲友。报丧的方式：孝子亲自到亲友家报丧，但不能进亲友家门；讣闻报丧；登报讣丧；委托亲朋口信报丧；利用各种现代通讯工具报丧等。

（6）吊唁：为方便亲友前来吊唁，应在逝者灵柩前搭设一个灵堂以便亲友前来哀悼逝者，慰问逝者家属。吊唁形式包含哭丧、鞠躬、敬献花圈、花篮、向逝者家属致唁函、唁电、参加追悼会等形式。

（7）追悼会：追悼会一般是在火化前举行，也有在火化后安葬前举行，是人们对逝者怀念哀悼的殡仪形式。通常是在殡仪服务站、殡仪馆、礼堂或灵堂前举行。

（8）火化：火化前，逝者家属或单位须取得死亡证明。正常死亡的由医疗卫生机构出具，或由逝者所在单位、村（居）委会出具火化介绍信；非正常死亡的，应由县、区以上公安、司法部门出具死亡证明。火化一般程序如下。

1）去火化时应携带逝者身份证和《居民死亡医学证明（推断）书》。

2）接运遗体：按预约时间，家属持《居民死亡医学证明（推断）书》在指定的地点等候灵车接运遗体。

3）选择服务项目，选购骨灰盒。

4）办理火化费用手续。

5）火化。

6）领取骨灰。

7）骨灰安葬、安放。

8）选择墓地：选择公墓要从交通、环境、管理、绿化、公墓性质等方面来考虑。

2. 其他形式的葬礼

在不同国家、不同地区，还有着很多形式的葬礼。

（1）海葬：海葬是将骨灰撒入大海，这是人类思想的一次巨大飞跃，是社会文明进步的标志。这样的葬礼有利于土地的保护，也有利于国家风俗习惯的变化。

（2）天葬：天葬即将遗体运到指定地点，让兀鹫吞食，天葬是藏族的一种传统丧葬方式。

（3）树葬：在中国古代，只有东北和西南的少数民族才普遍采用这种丧葬方式。然而，在现代，树葬已经成为一种新的形式，就是把逝者的骨灰撒在树下。

葬礼的形式因各地风俗习惯不同而存在差异，葬礼的意义不仅仅是表达哀思，更多的是生者借给逝者送别的契机，来重新认识生命意义的一场仪式。

处理丧亲之痛和后事细节

1. 处理丧亲之痛 在日本北部，有一座可以俯瞰大海的小山，山上有一个叫作“风之电话”的电话亭。电话没有安装电话线，就是在一个小亭子里面装了一部电话，但是，许多人来到这里，“打电话”给他们在2011年海啸中失去的亲人。电话亭是私人安装的，男主人最初安装电话亭是为了和他失散的表亲聊天，他说：“自己想说的话虽然没有电话线相通，但可以让风来为我传递。”所以这座电话亭就被称为“风之电话亭”。2016年，《风之电话向逝去的亲人低语》纪录片开播，据估计，在电话亭建成后的三年中，有1万余人在电话亭里倾诉了自己的情感。永远没有回应的电话，成了生者对逝者的情感寄托品。在与亲人对话的过程中，生者完成对于爱的真正理解，疗愈自己内心的伤痛，也渐渐重燃起面对生活的勇气。其实这就是一种对丧亲之痛的疗愈方式。

哀伤需要去经历而不是一味回避。但在经历哀伤的过程中，我们可以采用不同的方法来缓解痛苦。由于丧亲者的哀伤各不相同，缓解哀伤的方式也不同。为了防止悲伤情绪不断蔓延或者过度陷入，就要确保“身边有人”或者“手头有事”。

“身边有人”，这个人可以是亲人、好友，也可以是一个专业的心理咨询师。这样在悲伤来袭的时候，就可以尽情倾诉。那些心里想说的话，那些难以愈合的伤口，那些存在心底的遗憾，那些无处安放的愤怒，都可以一股脑地倾泻出来，因为说出来本身就是一种疗愈。

“手头有事”，可以是以下内容。

(1) 写日记：有的人不爱向他人诉说哀伤，更倾向于把心里想说的话写出来。每当写出来后便会有一种如释重负的感觉，心里轻松许多。

(2) 阅读：根据个人需求可以静心阅读。有的人爱读与哀伤疗愈有关的书，有的人爱读小说。不管阅读什么，能使人感到轻松的阅读都是有益的。也有人会把在阅读中受到启发的内容抄下来，在哀伤之痛涌现时，阅读自己过去写下的文字，使心境得到舒缓。

(3) 诉说：把自己心里的话诉说出来是哀伤疗愈很好的

方法之一。找自己信得过的亲友说出自己的内心所想，在诉说中把哀伤情绪宣泄出来，以免积郁成疾。

(4)运动：运动有助于提升大脑神经系统的抗压能力，对疏解哀伤有很大帮助。运动形式有很多，如散步、慢跑、打球等。哪种运动能使自己感到舒适，就去参加哪种。

(5)参加各种艺术活动：艺术活动不仅可以带来审美享受，还能让人在创造美的过程中获得成就感。摄影、绘画、手工都是有益的心情疏解方式。

(6)个人爱好：有的人喜欢养花、养鱼，有的人喜欢制作影集，有的人喜欢烹饪。做自己喜爱做的事可以让注意力集中，心情放松。

(7)饲养宠物：哀伤研究显示，饲养宠物有助于缓解哀伤。一个忠心于自己和需要自己照顾的“朋友”，能缓解人在哀伤时的孤独感。

(8)冥想：学习静坐冥想，比如试想把积郁在心中的哀伤情绪一点点通过呼气排出体外。

(9)音乐：听自己爱听的音乐。如果一些熟悉的音乐会勾起哀伤，那么就听新的歌曲。

(10)参加公益活动：这是所有哀伤疗愈方法中最为有效的一种。在公益活动中可以看到自己的价值，增强自信心。

(11)投入工作：工作中的成就感对人有积极的激励效应。要注意不能把过度工作作为回避哀伤的方法。

2. 其他事宜

(1)如何办理《居民死亡医学证明（推断）书》：《居民死亡医学证明（推断）书》一证四联。第一联为原始凭证，由出具单位随病案保存或按档案管理永久保存，以备查询。第二联为办理逝者户籍注销手续凭证，由逝者户籍所在地公安部门永久保存。第三联为逝者家属保存的逝者死亡凭证。第四联为办理尸体火化手续凭证，由民政部门收集保存。

在医院内或者去医院途中死亡者，由该医院开具并由负责救助的执业医生填写《居民死亡医学证明（推断）书》。在家里、养老院或其他场所正常死亡者，由申办人携带材料前往逝者暂住地或户籍地社区卫生服务中心 / 乡镇卫生院开具《居民死亡医学证明（推断）书》，由负责调查的执业医生填写。未经救治的非正常死亡者，由申办人携带材料前往死亡事件发生所在地公安局派出所，待法医鉴定书确认后，凭公安司法部门相关证明到死亡发生地社区卫生服务中心 / 乡镇卫生院办理《居民死亡医学证明（推断）书》。境外死亡者，申办人可携材料前往逝者户籍地的社区卫生服务机构 / 乡镇卫生院办理。

(2) 社保账户清算及领取抚恤金，如有寿险理赔，尽快办理。

(3) 去通信营业厅办理逝者手机停机或者变更。

(4) 银行销户，避免不必要的损失，社保卡、医保卡尽量最后销户。

(5) 如涉及不动产变更，需要去房地产管理局、交通管理局车辆管理所。

(6) 尽量等手续都办齐了，再去派出所销户，因为派出所要剪身份证，很多手续都需要用到逝者的身份证。

（宋彩云　陈　婵）

自我关怀，拥抱自己

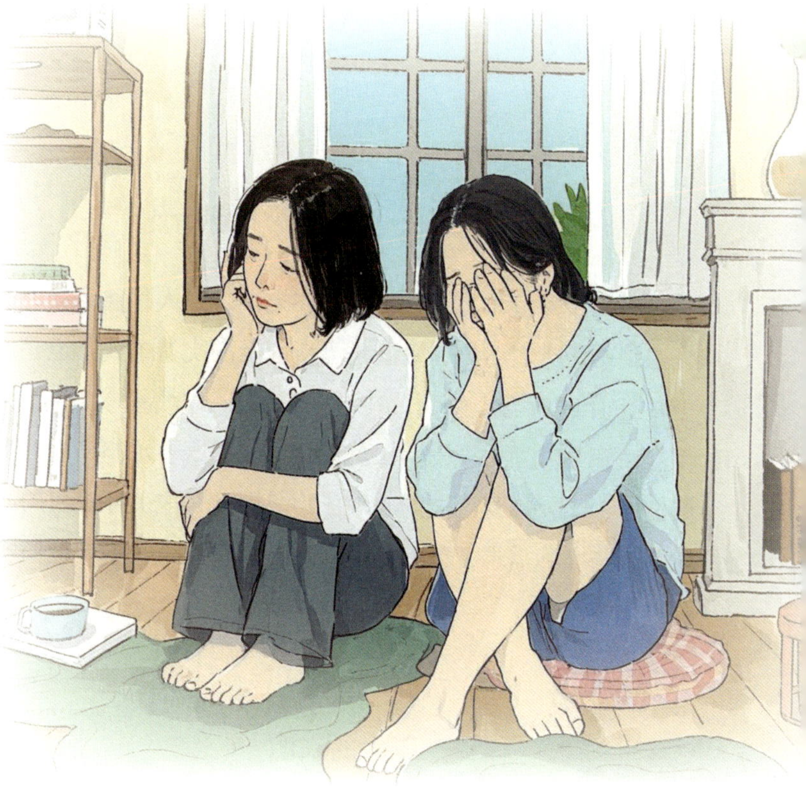

李女士的丈夫张先生，罹患晚期肝癌，并伴有多处转移，目前正在接受居家安宁疗护。张先生因病无法工作，全家开销与治疗费用全靠李女士一人支撑。她既担忧治疗效果和副作用，沉重的经济负担和持续的焦虑又使她身心俱疲。随着病情恶化，张先生越来越虚弱，进入生命终末期。李女士此时情绪复杂，既为丈夫的痛苦深感悲伤，又因自身无力回天而愧疚。

识别压力，呵护自我

当一个家庭中有人处于患病终末期，家人往往将精力与爱心集中于患者身上，这既是力所能及的支持方式，也是出于责任甘愿而为。然而，在这一过程中，家属的生活、工作、情感等方面常会发生深刻变化，他们既要承担肩上的沉重负担，又要承受巨大的心理压力。因此，应关注家属的心理健康与实际需求，帮助他们识别压力来源，并指导他们实施自我关怀。

压力的来源

患者家属所面临的压力主要源于生理、心理、社会及精神层面。

1. 生理压力 照护安宁疗护患者很多时候都需要大量的体力，如要为患者翻身、洗澡、扶持上厕所等，这些都使家属感到疲乏。如果患者因患病而导致残障，需要的照护内容会较多和较为复杂。另外，由于照护时间长，家属极易出现失眠、关节疼痛、头痛、背痛、血压升高、上呼吸道感染、胃口不好、食欲缺乏等不适，严重时会引起或加重心血管疾病或其他慢性疾病。

2. **心理压力** 随着患者病情的进展与身体的逐渐衰弱，不断有新的问题出现，患者家属常会出现悲观、恐惧、害怕、焦虑、抑郁、失去控制、无助、无力感，甚至可能伴随自责和内疚情绪。此外，部分家属还会出现注意力不集中、记忆力差、反应能力下降等。

3. **经济压力** 终末期照护往往需要高昂的医疗费用，如药物、医疗设备以及专业护理等开支。有些家属可能不得不请假甚至辞去工作，全职照护患者。这些因素都会给家庭带来了沉重的负担。

4. **精神压力** 面对亲人的病情恶化或离世，家属可能感到极度悲伤和痛苦。失去亲人也可能导致患者家属对未来失去信心和方向感，表现出迷茫、情绪低落、沮丧等。这种精神压力可能对患者家属的日常生活产生负面影响。

压力的影响

1. **身体健康风险** 随着患者家属的照护时间延长，身体可能出现各方面的不适。出于以患者为重的心态，他们往往会隐瞒或者忽视自己的健康问题，从而使本身的基础疾病，如关节炎、高血压、胃溃疡、失眠等加重。因照护时间长且工作量大，身体得不到充分的休息，家属还可能会出现头痛、腰肌劳损等症状。

2. 心理健康危机 安宁疗护患者病情变化和家庭负担常会使患者家属面临焦虑、抑郁、挫败感等负面情绪。患者家属必须面对各种压力，如患者健康状况恶化、照护强度增加、经济支持紧张、休闲时间缺失、疲劳等，这些情况都可能导致心理健康危机的产生。

3. 生活质量下降 随着患者病情的加重，照护者往往需要承担愈来愈繁重的照护责任，这种压力不仅仅体现在时间和精力的消耗上，也渗透到生活的方方面面。在多重压力的作用下，照护者的生活质量可能显著下降。他们可能感到力不从心，难以有效应对来自生活和照护工作的双重挑战。

4. 社交生活脱离 莎朗·萨兹伯格曾经说过："执念于一己并不等同于爱自己"。在中国传统观念的影响下，患者家属通过自我约束的方式来面对照护任务，较少主动寻求他人的帮助与支持，有可能陷入社交生活脱离的困境。

家属自我关怀的益处

当患者家属的体力与心理劳累无法得到缓解释放并累计到一定程度时，亚健康状态与不良情绪会呈现井喷式爆发，造成一系列不良后果。患者家属应该学会如何关心自己、爱护自己。自我关怀作为一种积极的生活态度和行为方式，在家属和患者面对疾病和困境时，能发挥不可估量的作用。

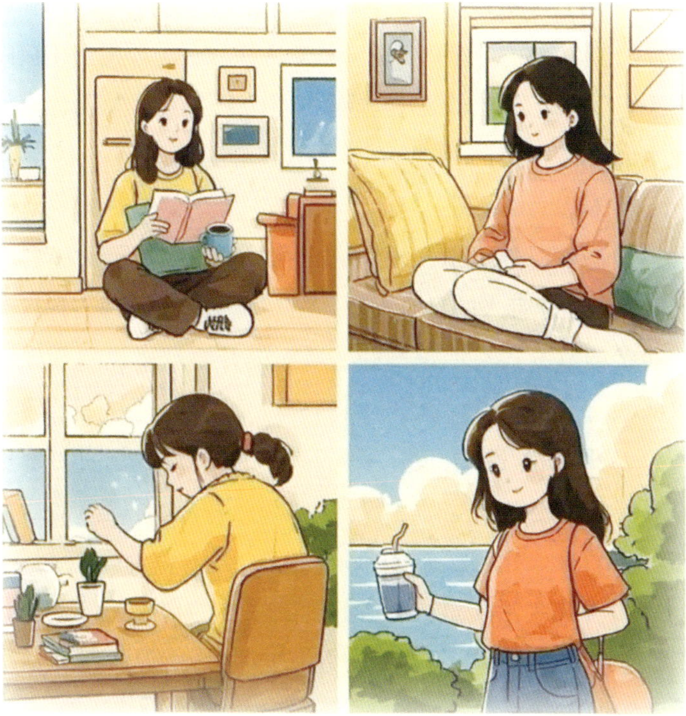

自我关怀

1. 对家属的益处

（1）减轻身体负担：自我关怀使家属更加注重自己的身体健康，包括良好的饮食习惯、规律的锻炼和充足的休息。这些行为有助于改善身体的疼痛不适，从而减轻家属在照护安宁疗护患者时的身体负担。

（2）缓解负面情绪：自我关怀使家属能够更好地处理情绪和压力，积极调整心态、寻求他人的支持来缓解负面情绪。

(3) 增强家庭凝聚力：自我关怀能够改善家庭氛围和关系，为整个家庭创造一个温馨、支持和理解的环境。积极的生活态度和行为方式对家庭成员产生示范作用，从而促进家庭凝聚力的增强。

2. 对患者的益处

(1) 减轻身体不适：家属的自我关怀不仅能帮助患者缓解疾病和治疗带来的身心不适，还能促使患者找到适合自身的症状调节方式与治疗偏好，从而提升心理幸福感和生活质量。

(2) 提高治疗配合度：家属自我关怀有助于患者更好地应对疾病，遵循医生的建议和治疗方案，从而提高治疗配合度。

(3) 提高生活质量：患者感受到家属的自我关怀意识和积极态度时，会更有信心和动力去应对疾病，从而更好地享受生活。

积极心态，健康生活

长期照料和情感负担可能使家属感到身心疲惫，甚至产生焦虑、抑郁等负面情绪。然而，家属的复原力，即面对困难和挑战时的心理弹性，成为支撑他们继续前行的重要力量。复原力可以通过培养积极的心态和健康的生活方式来增强。

合理饮食

良好的饮食习惯和营养摄入有助于维持患者家属的健康，增加能量，提高免疫力，从而更好地履行照护职责。

1. **合理控制饮食量** 在照护过程中，家属可能因为精神压力大或时间紧张，忽视自身饮食规律，主要表现在两个极端：①过量进食。疲劳或情绪低落时，有些人可能会不自觉地多吃，导致胃肠负担过重，引发消化不良、胃胀、反酸等胃肠道不适症状。长期过量饮食会使身体摄入的能量超过消耗，导致体重增加，进而增加肥胖、脂肪肝、高血压、高血脂和 2 型糖尿病的发生风险。②饮食不足。忙碌或压力大时，一些家属可能会忘记或忽视按时进食，甚至长期饮食不足。这种行为可能导致低血糖、头晕、乏力和注意力不集中等急性不适症状。长期饮食不足会导致体重减轻、营养不良，并降低免疫系统功能，使人更容易感染疾病。此外，缺乏足够的营养供给还可能引发贫血、骨质疏松，以及心脏和肾脏功能的下降，严重影响身体健康。

为了避免饮食过多或过少，应根据自身的体质、活动量和健康状况，合理分配每日摄入的热量和营养素。建议均衡摄取蛋白质（动物性蛋白质，如鸡蛋、瘦肉、鱼类等，植物性蛋白质，如豆类、坚果、豆制品和全谷类食品等），碳水化合物（优先选择富含膳食纤维的全谷类、燕麦、红薯等低升糖指数的食物），以及脂肪（如鱼类中的 ω-3 多不饱和脂肪酸、坚果和橄榄油）等营养成分。进餐时应注重定时定量，每餐八分饱为宜，避免暴饮暴食或长时间空腹。

2. **远离高糖高脂食物** 高糖高脂食物在短期内能够给

人带来愉悦的味觉享受，但过度食用将对身体健康造成长远危害。特别是家属在照护患者的过程中，由于生活压力和情绪波动，更容易依赖这些食物。然而，长期依赖这些不健康食物，不仅会加重身体负担，还可能影响其精神和体力状态。高糖食物包括巧克力、奶茶、碳酸饮料、糖果和甜点等。这些食物通常含有大量的糖，如葡萄糖、果糖和蔗糖，能够迅速被身体吸收，导致血糖水平快速升高。长此以往会导致胰岛素抵抗，进而引发糖尿病。高脂食物，如油炸食品、膨化食品等。这类食物富含饱和脂肪酸和反式脂肪酸，摄入过多不仅会增加体内脂肪的储存，还容易导致胆固醇水平的升高，增加肥胖、动脉粥样硬化、高血压等心血管疾病的风险。

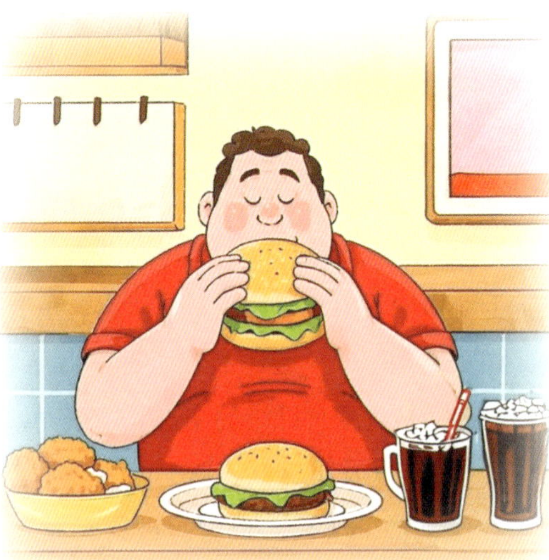

远离高糖高脂食物

3. 多吃蔬菜水果 蔬菜水果不仅含有丰富的维生素，还含有多种矿物质，如钙、镁、铁等。蔬菜中，如菠菜、甘蓝、西蓝花、胡萝卜和番茄等，富含维生素 A、维生素 C 及叶酸，并能提供钙、镁、铁等关键矿物质。水果，如橙子、苹果、香蕉、猕猴桃、草莓和蓝莓等，不仅含有丰富的维生素 C 和膳食纤维，还含有多酚类物质和抗氧化剂。这些营养成分能够增强人体免疫力，帮助预防感冒、感染等疾病。此外，维生素 C 和 β- 胡萝卜素对保护皮肤健康起到重要作用，能够延缓衰老，对视力保健、缓解眼疲劳也十分有益。多样化摄取蔬菜和水果，有助于维持整体健康，为家属提供均衡的营养支持。

4. 摄入充足水分 在长期的照护工作中，家属可能因为繁忙而忽略饮水，或出于各种原因不愿意喝太多水。然而，脱水会对身体造成多方面的负面影响，如可能会导致血液浓缩，增加心脏负担，引起头晕、乏力等不适症状。长期脱水还会增加尿路结石的风险，并影响肾脏和消化系统的正常功能。因此，建议每天摄入 1 500 ~ 2 000 毫升水，具体量可以根据自身体重、活动水平、环境温度和健康状况进行调整。饮水时建议选择白开水、温水或淡茶水。此外，可以通过多吃含水量高的水果和蔬菜，如黄瓜、西瓜、橙子等，补充额外水分。良好的饮水习惯不仅有助于维持体液平衡，还能促进身体的整体健康，帮助患者家属更好地投入到照护工作中。

睡眠减压

在照护过程中，良好的睡眠有助于增强患者家属的新陈代谢和免疫力，提升大脑认知功能，调节神经系统。

1. 营造舒适环境 睡眠环境的舒适度对于良好的睡眠质量至关重要。患者家属可以给自己一个安静、干净、整洁、舒适的睡眠环境，调节适宜的温度和湿度。睡觉时尽量避免强光和噪声的干扰，可以使用窗帘、耳塞等辅助工具入眠。

2. 养成规律作息 规律的作息时间有助于维持身体的正常节律，有利于睡眠的质量和深度。理想的成年人睡眠时间通常为7～9小时，可根据个人的身体需求，适当调整作息时间。即使白天有工作或照护任务，晚上也应尽量保证规律的入睡时间，避免长期熬夜。保持固定的作息时间可以帮助调整体内的褪黑素分泌，促进入睡和睡眠质量。部分家属因照护任务繁重，可能无法每晚都获得充足的睡眠。即便如此，也应在每天的空闲时间里制订一个合理的睡眠补充计划，如可在白天利用短暂的休息时间小睡，20～30分钟的午休有助于恢复精力。

3. 创造放松氛围 在睡觉前一个小时，患者家属可以创造一个放松的睡前氛围，进行一些缓和的活动，如泡澡、听轻音乐、阅读一本自己喜欢的书籍等。同时，尽量避免在睡觉前饮用含咖啡因的饮料。

4. 合理使用电子设备 特别是在睡觉前长时间使用电子设备，如手机、电脑、平板电脑等，可能会影响褪黑激素的分泌，干扰生物钟，导致入睡困难。可以尝试在睡觉前一个小时不使用电子设备，或者调整设备的亮度和色温，减少对睡眠的干扰。

5. 尽早寻求专业帮助 如果患者家属长期睡眠质量较差，出现失眠、多梦、早醒等问题，应该尽早寻求专业的医疗帮助。专业医生可以根据患者家属的个体情况，制订相应的睡眠改善计划，帮助恢复睡眠质量。

运动减压

合理的身体活动和锻炼不仅有助于提高患者家属的体力和耐力，还能缓解压力、增强免疫力。

1. 制订合理的锻炼计划 在制订锻炼计划时，患者家属应该考虑自身的身体状况和健康状况，选择适合自己的锻炼强度和类型。可以选择早晨起床后进行简单的伸展运动；或者在照护工作间隙进行短暂的活动，如快走几分钟、做深呼吸等，缓解长时间的静坐压力。

2. 寻找灵活的锻炼方式 由于照护工作占用了大量的时间和精力，家属可以尝试寻找灵活的锻炼方式，以便更好地缓解自身压力。

(1) 在家进行身体活动：可以选择跳绳、健身操、瑜伽等简单的室内锻炼，每天只需要 15 ~ 20 分钟，无须任何器材和场地，或是利用空闲时间散步、爬楼梯等。

(2) 借助科技帮助锻炼：利用手机或者平板电脑上的健身应用软件，进行在线健身课程。

(3) 与家人共同锻炼：邀请家人与患者家属一起锻炼，进行户外活动，如郊游、远足等，在增加亲子互动的同时，也进行身体锻炼，与家人一起共同关心身体健康。

3. 充分利用日常活动进行减压

(1) 以步行或骑自行车代替开车或乘坐公共交通工具：步行和骑自行车是简单有效的有氧运动，可以选择步行或骑自行车陪伴患者进行户外活动，这不仅有助于锻炼，还增加了家属与患者的互动和交流。

(2) 休息时间进行简单的伸展运动：长时间的照护工作往往会导致患者家属长时间坐姿或站立，容易产生身体不适。简单的伸展运动，以缓解身体的紧张和僵硬，放松肌肉和关节，增加身体的灵活性。

身体拉伸小方法

部位	步骤
肩胛伸展	双脚站立与髋同宽，双膝微弯。将左手越过身体，手肘微弯。并以右手固定于左手肘处，然后将左手臂向身体靠，直到感觉到肩膀的肌肉紧绷。换边再重复相同动作
髂胫束伸展	身体直立，双脚打开与髋部同宽。将一脚跨过另一脚同时再将对侧的手臂高举过头以维持平衡。换边再重复这动作
胸大肌伸展	站立在稳定的直立支撑物旁。将一手置于支撑物后，保持上臂与肩膀在同一平面。将身体慢慢向前推出，直到胸部肌肉有伸展的感觉
股四头肌三点伸展	1. 站立并背对板凳或稳定的支撑物，单脚屈膝并置于支撑物上，保持身体直立和抬头 2. 慢慢弯曲支撑脚的膝关节，身体下放直到对侧大腿感到被伸展 3. 支撑脚小腿用力将身体推起，恢复到起始姿势。重复伸展另一腿

续表

部位	步骤
小腿伸展	站于墙前约一大步的位置,手推墙壁,双脚站立与髋同宽。将左腿向前跨呈屈膝姿势,并维持左膝盖在脚的正上方,勿歪向一侧。感觉右小腿肌群被拉扯到。换边进行左小腿的伸展
举臂弓步伸展	1. 双脚站立与肩同宽,双手置于髋部。以左腿向前跨出弓箭步,双膝同时弯曲,直到右膝与右足背与地面接触,保持身体直立,眼睛直视前方 2. 手臂高举过头,右手臂在左手臂前方,手掌交叠。上举的同时,将髋部向后旋。在动作的末端停顿几秒,然后恢复起始位置

芳香疗法

芳香疗法也称“精油疗法”，是指借由芳香植物所萃取出的精油作为媒介，并以按摩、泡澡、熏香等方式，经由呼吸道或皮肤吸收进入体内，来达到舒缓精神压力与增进身体健康的一种自然疗法。

1. **精油使用方式** 芳香疗法给药途径主要包括吸入、皮肤局部按摩以及内服，其他途径包括肠道、阴道、漱口、冲洗等。

(1) 吸入给药：是以吸入挥发性芳香物质进入大脑及肺部来治疗、缓解或预防各种病症和感染的方法，以达到强身健体和治疗疾病的目的。

(2) 局部皮肤按摩：是在人体体表及经络或穴位上运用各种手法，辅以芳香物质进行透皮给药的按摩治疗，以达到强身健体和治疗疾病的目的。

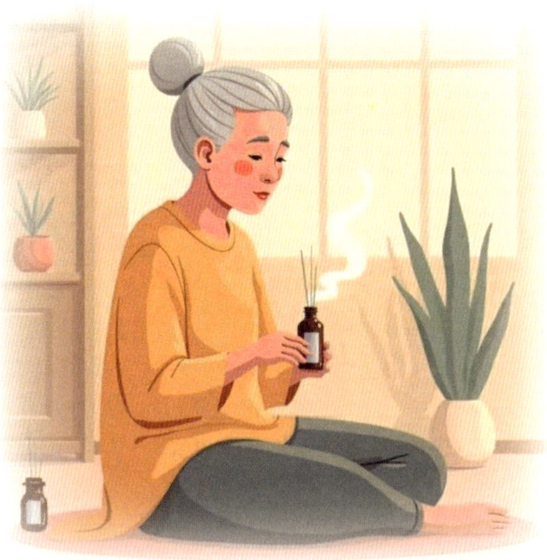

芳香疗法

(3)内服给药：是利用芳香物质作用于人体内从而产生治疗效果的一种方法，内服剂型可分为胶囊、精油、片剂、水剂、茶饮等。

2. 精油使用注意事项 芳香疗法最常出现的不良反应包括皮炎、腹泻、气喘、恶心等。其中，常见的是皮肤刺激和接触性皮炎。吸入和局部皮肤给药方式较为安全，其原因是吸入和局部皮肤方式给药时体内吸收量有限，容易控制。用药时要注意安全，注意用药剂量、纯度、给药途径，注意使用者是否对精油过敏。肤质敏感的人在使用芳香疗法前，要先做皮肤斑贴试验。

局部皮肤按摩是精油疗法中最舒适和最有效的一种疗法，以下是一些常见症状对应的精油配方及使用方法。

常见症状对应的精油配方及使用方法

常见症状	精油配方	精油特性	使用方法
睡眠障碍	薰衣草 1 滴	助眠	将这 3 种精油混合，足浴时用 4 滴
	马郁兰 3 滴	镇静、抗感染	
	罗马洋甘菊 3 滴	失眠、镇静	
便秘	迷迭香 15 滴	止痛、抗氧化、抗感染	将以上精油混合，顺时针按摩腹部，每日 3 次
	柠檬 10 滴	防腐剂	
	欧薄荷 5 滴	抗感染、助消化	
	基础油 5 滴		
疼痛	薄荷 10 滴	止痛、抗感染	将以上精油混合，均匀涂抹于背部，由下往上的方式按摩背部，每天 1 次
	薰衣草 5 滴	助眠	
	冬青 2 滴	止痛	
	乳香 5 滴 基础油 20 毫升		
焦虑、抑郁	天竺葵 5 滴	平衡油脂、舒缓压力、抗感染	将以上精油混合，睡前或者是情绪不佳时将其均匀涂抹于颈部或者是足底
	苦橙花 10 滴	镇静、助眠	
	葡萄柚 15 滴	舒缓压力	
	基础油 5 毫升		

情绪减压

1. 情绪分类 照护工作可能带来喜悦、满足感，但也常常会带来焦虑、愤怒、沮丧等负面情绪。情绪的跌宕起伏，影响着患者家属的心理健康和照护质量。

（1）预期性悲伤：预期性悲伤是指当患者家属预期到患者可能会遭遇健康状况下降或生命即将结束时，产生的一种悲伤和不安情绪。预期性悲伤并不是简单的焦虑或担忧，而是涉及对未来可能发生的失去的感受，包括以下三个特征。

1）情绪波动：经历情绪的起伏，从悲伤、愤怒到绝望不一而足。这些情绪会时而显现，时而消退，形成波动。

2）心理预期：家属可能会不断思考和担忧未来的情景，如患者病情的进一步恶化、即将到来的失去以及对生活的影响。

3）避免谈论：面对预期性悲伤，大部分患者家属可能倾向于避免谈论相关话题，特别是有关生命终结的话题，因为他们害怕直面现实，担心自己情绪失控。

（2）焦虑情绪：焦虑是生活中的正常组成部分。但有时候，焦虑情绪会让人难以承受，并会干扰患者家属在日常生活中的处事能力。

焦虑的症状包括：①感觉不安或紧张；②感觉“糟糕”的事情即将发生，或处于危险之中；③身体症状，如心率加快、出汗、呼吸微弱或急促、感到疲惫或出现胃肠道问题；④注意力不集中；⑤失眠或睡眠不安稳；⑥对特定情境或对象产生强烈的恐惧感。

如果患者家属注意到自己的担忧或恐慌妨碍或干扰了家庭、工作或在学校的日常活动，建议及时向心理咨询师会寻求帮助。

（3）抑郁情绪：抑郁的病症有严重和轻微之分，它会导致持续的悲伤感，或在参与日常生活活动时缺乏兴趣或快乐。

抑郁的症状包括：①持续感到悲伤或绝望；②精力不足、睡眠不佳或睡意增强；③身体症状，如头痛或胃肠道问题，烦躁和缺乏耐心；④对以前喜欢的活动缺乏兴趣；⑤缺乏关心自己的动力，如注意个人卫生；⑥普遍感到与周围的人脱节，对交流缺乏兴趣；⑦无法集中注意力，哭泣或情绪失调；⑧有自杀或自残的念头。

出现了这些症状，不一定都确诊为抑郁症。关键是要监测那些反复出现、持续时间较长的症状，观察这些症状是否干扰自己在家庭或工作中的正常处事能力，专业心理咨询师会帮助患者家属制订干预措施，应对和缓解抑郁情绪。

2. 缓解情绪的方法

(1) 倾诉：家属要正视和接纳自己的情绪，当感到悲伤、焦虑、无助或内疚时，不要压抑，可以和身边可靠的亲友倾诉，分享内心的感受。他们的支持和安慰会给家属一种极大的鼓励，同时也会感到被理解和支持。

(2) 写日记：写下自己的想法和感受可以很好地释放被压抑的情绪。不要思考写什么，随便写就好，单纯地把自己的想法写在纸上或打在电脑屏幕上。

(3) 转移注意力：听音乐或播放音乐是一个很好的缓解压力的方式，因为它可以分散注意力、减少肌肉紧张。如果不喜欢音乐，换个爱好，如园艺、缝纫、素描等任何可以专注做的事情。

(4) 保持社交：大部分患者家属感到压力大和烦躁时，本能地选择自我隔离。但恰恰相反，此时患者家属可以向家人和朋友倾诉，或者参加患者家属互助小组，建立社交关系，在那里和有相同经历的人互相交流。这样不仅能分散注意力，也能帮助他们更好地应对生活中的变动与挑战。

（5）心理咨询：患者家属如果感到压力难以承受或陷入困境、过度忧虑，在工作、生活或学习中难以进行日常事务或履行职责时，治疗也可能是个不错的主意。专业心理咨询师或治疗师可以帮助患者家属确定压力来源并学习使用新的应对工具。

3. 一起来放松 放松是恢复身心平衡的重要手段。长期承担照护责任可能导致患者家属身心疲惫，增加患病风险。通过适当的放松，可以释放压力，恢复活力，更好地应对挑战。

（1）身体放松的小方法

1）深呼吸练习：找一个安静的地方，坐下或躺下，闭上眼睛，深吸气数秒，再慢慢呼气数秒。重复几次，可以帮助冷静情绪，缓解焦虑。

2）游泳：游泳是一项全身性运动，可以帮助疏解紧张的身体，同时享受在水中的轻松感觉。在游泳池或自然水域畅游，有助于放松身心。

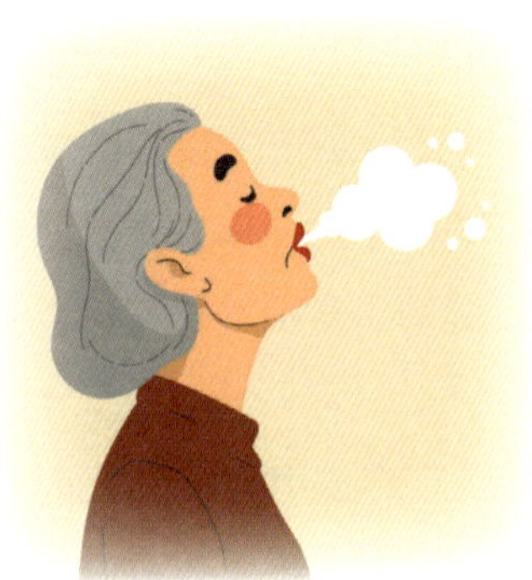

深呼吸

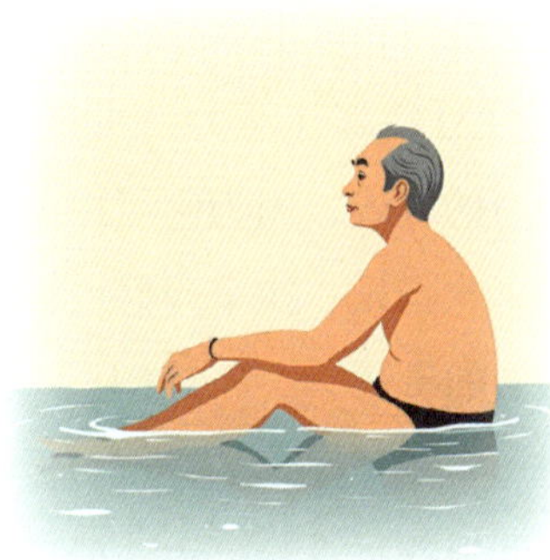

游泳

3）瑜伽：瑜伽练习结合了呼吸和体位法，有助于放松身心、增强灵活性和平衡感。可以参加瑜伽班或在家中进行练习。

4）按摩：定期接受全身按摩，促进血液循环，舒缓肌肉紧张，减轻疼痛，调节情绪。

5）伸展运动：进行一些简单的伸展运动，如瑜伽伸展、伸展操等，可以缓解身体的僵硬和不适。

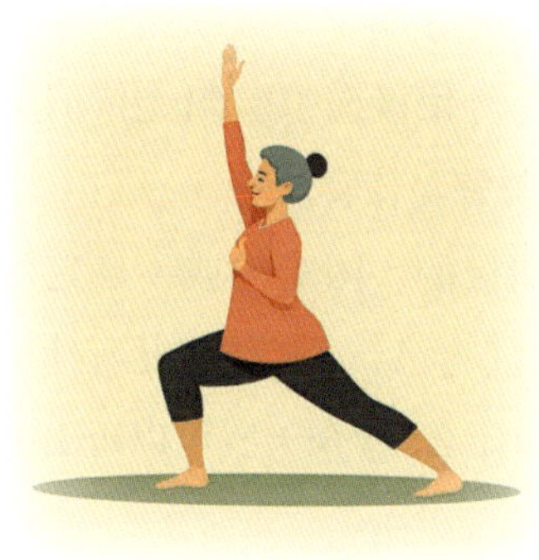

瑜伽

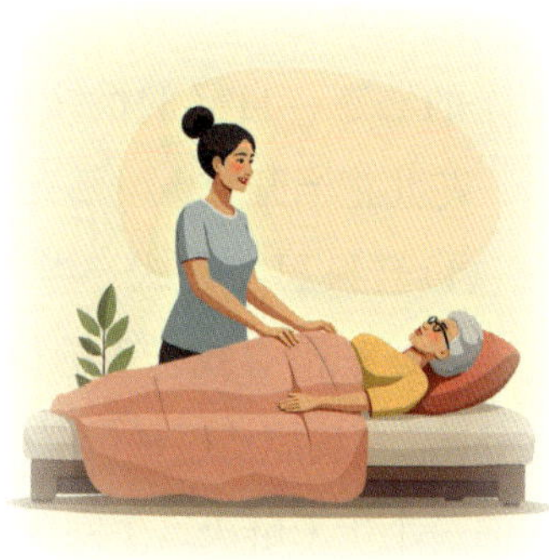

按摩

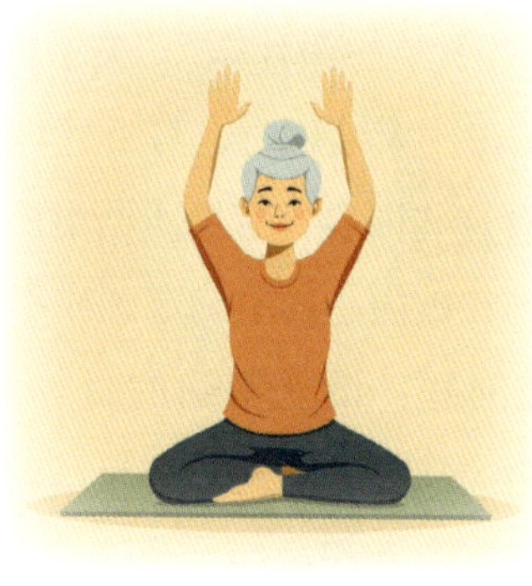

伸展运动

(2) 关于心理放松的小方法

1）旅行：偶尔安排一次旅行，离开繁忙的照护工作和环境，让自己放松一下。旅行是舒缓压力、调整心情的好方法。

2）音乐疗法：听一些轻柔、舒缓的音乐，有助于放松心情，减轻焦虑和压力。

3）打坐：找一个宁静的地方，闭上眼睛，静坐片刻，让思绪平静，舒缓心情。

4. 转换思维 转换思维方式能够减少负面情绪，拥有阳光的心态，自己的情绪也会变得积极向上。阳光依旧灿烂，花儿正当开放，生活充满了美好与惊喜。

(1) 转换思考方式：当遇到消极的、困难的或不确定的情况时，积极寻找乐观的视角，问自己，“这种情况有什么好处吗”“我能从这种情况中学到什么”“今天我可以迈出怎样的一小步来解决这个问题”。

(2) 学会感恩和知足：在生活中，提升正能量的一个非常简单快捷的方法就是感恩。可以问问自己这样的问题，“在今天的生活中，我能感激什么”“关于自己，应该感激的三件事是什么”。在一天结束时，写下三件感恩的事情。在一周结束时，回看这些内容，有助于凸显所有的积极事项，同时也能帮助自己突破内心的不确定感或不安全感。

(3) 积极解决问题：设立明确的目标和制订可行的计划，可以帮助患者家属更清晰地了解自己的方向，同时也能提高患者家属的自信心和积极性。尝试将目标分解为小的可执行的任务，逐步实现。

用药指导

对于本身患有高血压、糖尿病等慢性疾病的家属，在照护亲人的同时，也需要管理自身健康。正确的用药管理不仅能够帮助家属更好地维持自身的健康状况，还能为他们提供足够的体力和精力以照护患者。

1. **了解自身疾病的药物治疗** 家属首先需要了解自己所患疾病的药物治疗方案，以便更好地控制病情。高血压和糖尿病是常见的慢性疾病，这些疾病往往需要长期甚至终身服药。

（1）高血压药物：常见的高血压药物包括血管紧张素转化酶抑制药（如卡托普利）、β 受体阻滞剂（如美托洛尔）、钙通道阻滞剂（如氨氯地平）、利尿剂（如氢氯噻嗪）等。不同类型的药物对血压控制有不同的效果，但也可能带来一些副作用，如头晕、乏力、体重增加等。家属在服用降压药物时需要注意观察药物的副作用，并定期监测血压，确保药物治疗效果的稳定。如果有不适症状，及时与医生沟通，调整药物剂量或更换药物。

（2）糖尿病药物：糖尿病患者通常需要使用口服降糖药或胰岛素来控制血糖水平。常见的口服药物包括二甲双胍、磺酰脲类药物、GLP-1 受体激动剂等。如果血糖控制较差，医生可能会建议使用胰岛素。糖尿病患者需要密切监测血糖水平，特别是在照护工作繁忙时。定期检查血糖、遵医嘱调整药物剂量，并注意饮食和运动，能够有效控制血糖，预防并发症的发生。

2. **保持服药的规律性** 家属的工作和生活可能非常忙

碌，容易忽视服药时间。然而，规律的药物服用对于控制慢性疾病至关重要。家属可以使用药盒将每日的药物按时间和剂量分好，以便按时服药。设定提醒闹钟或使用手机应用程序进行提醒，不仅可以帮助家属按时服药，还能防止漏服或重复服药。

尤其对于需要长期服药的慢性疾病患者，定期复诊与医生保持沟通非常重要。家属应根据医生的建议定期调整药物，确保药物治疗方案适合自己的身体状况。

3. 关注药物的副作用和相互作用 在治疗慢性疾病时，家属可能需要服用多种药物。不同药物之间会产生相互作用，这些相互作用可能会改变药物的疗效或增加不良反应。例如，降糖药可能会导致低血糖，或者某些药物可能会对肾脏、肝脏产生负担，因此定期观察药物的效果和副作用非常重要。在遇到副作用时，及时与医生沟通，调整用药方案。

4. 饮食与药物的管理 饮食在慢性疾病的控制中起着至关重要的作用。合理的饮食可以提高药物疗效，降低药物副作用的风险。对于高血压患者，应减少盐的摄入，过多的钠摄入会升高血压。推荐食用富含钾的食物，如香蕉、橙子、土豆等，钾能够抵消钠对血压的影响。减少油脂的摄入，避免油炸食品和加工食品，以防出现血脂异常。糖尿病患者则应限制高糖食品的摄入，选择低 GI（血糖生成指数）食物，以避免血糖的剧烈波动。全谷物、富含纤维的蔬菜和低脂的优质蛋白应成为日常饮食的主要部分。

5. 寻求专业帮助 对于患有慢性疾病的家属而言，除了自我管理外，定期的健康检查和专业支持也非常重要。家属应定期进行血压、血糖、血脂等指标的检查，以便及时调整治疗方案。若家属感到情绪压力过大，或者在管理自身健康时遇到困难，可以寻求专业的心理支持，如参加心理咨询、照护者支持小组等。

维系社交，建立桥梁

曾婆婆，78 岁，两年前患有胃癌、3 级高血压病（高危）。近两个月，曾婆婆的病情进一步恶化，伴有呼吸困难、发热、电解质紊乱、疼痛、失眠等症状，逐步进入安宁疗护阶段。她的女儿吴女士把工作辞了，扛起家中所有的照顾责任。吴女士几乎 24 小时都陪护着重病的母亲，疾病逐步恶化给曾婆婆带来了巨大的身体疼痛，吴女士感到十分焦虑，对母亲生命即将逝去的事实感到害怕和不安。身心俱疲的吴女士出现了失眠、焦虑症状，常常觉得孤单无助，不自觉流泪。

患者家属长期全身心照顾生病的患者时，容易出现社交疏离和回避的现象，久而久之，会产生孤立无援的感觉，因此，维系社交和人际关系对于家属来说是至关重要的，怎样维系社交和人际关系呢？

亲友支持

人际关系在社会生活中扮演着至关重要的角色。通过定期联系与共享活动，能让关系保持活跃。它就像一条纽带，将社会生活中的人们紧密相连。和谐健康的人际关系，能构建出一个充满和谐、信任、友爱、团结、理解与互相关心的环境。在这样的环境里，人与人之间思想感情的交流，能让人们从中汲取前行的力量与勇气。作为一名患者家属，从家人和朋友处得到的关心能让自己感到安心、踏实，更有底气。

1. 为何需要家人和朋友的支持 作为一名患者家属，同患者一样会面临着生理、心理、社会、精神的多重压力和负荷。这些压力可能来自缺乏照顾知识及技巧、对社会资源获取途径不了解、照顾责任的负荷、缺乏可替代的照顾人力、生活作息受到限制、情绪负荷、家庭互动关系受损、社交活动减少、经济困难等方面。当个人的能量无法解决这些问题时，不妨试试主动向家人和朋友求助。

2. 如何与家人和朋友保持联系 与家人和朋友的联系方式可以包括电话、短信、视频聊天、电子邮件、社交媒体、拜访和聚会等。尽量每周和家人、朋友保持一两次联系。可以将患者的病情进展情况、治疗情况、医疗决策情况等告知其他的亲朋好友，在面临困境时适当听取他人的建议，从而为自己赋能。

3. 如何与家人和朋友维系关系

(1) 自我认识与接纳：在照顾患者的过程中，有人喜欢强调自己的付出与辛劳；有人总是为一些小事自责与内疚，长此以往，可能不利于与亲人朋友关系的稳定与维持，不妨调整自己的心态，增加与亲人朋友的联系，彼此分享照护体验，学会接纳欣赏他人。

（2）稳定的情绪：在照顾患者的过程中，要懂得处理好自己的情绪，每一个人都有可能因为他人的语言和情绪而受伤，所以善于处理自己情绪的人可以避免伤害自己和他人。

（3）学会表达：在照顾患者的过程中，患者家属之间需要彼此真诚的表达，用合适的言语道出心中的感谢，有几个词可以直达人们的内心：请、谢谢、对不起。

4. 如何获取家人和朋友的支持

（1）适时表达需求：合理表达自己的诉求，如需要休息和放松时，可以向家人或朋友明确提出需求，请求他们暂时分担照顾任务或家务，让自己有机会进行暂时休假或参与放松活动。

（2）获取情感支持：可以与家人和朋友分享自己的感受和努力，寻求他们的理解和肯定，让自己的付出得到认可，增强自我价值感。

（3）持续学习和成长：可以请求家人和朋友提供学习资源或分享经验，参与相关的培训和活动，以提升自己的照顾技能和知识水平，确保照顾工作和个人生活得到合理分配，避免因照顾工作而忽视自己的健康和需求。

同伴支持

同伴支持是指具有相似疾病，曾面对遭遇和克服疾病困扰的人们，在相互尊重的基础上，进行情感交流、信息共享和支持反馈的一种康复模式，对于照顾者而言也是如此。拥有相同经历、相同经验，能产生情感共鸣，并且相互支持、互相帮助，互相分享照护的感受和经验，以“同病相怜”的身份说出自己心中的困惑，解除顾虑。

1. 同伴支持的具体内容

(1) 提供情感支持：患者家属可以参加同伴支持小组或社区活动，与其他经历相似情况的人面对面交流，分享经验和困惑。另外，同伴支持者可以倾听患者家属的担忧和困惑，并提供理解和鼓励，通过陪伴和关怀帮助患者家属渡过难关。

(2) 提供照顾经验：同伴支持者可以向患者家属提供关于患者疼痛、呼吸困难和不适的管理建议，帮助其提高照顾质量。同伴支持者可以分享实用的护理知识和技巧，帮助患者家属更好地照料患者。除此之外，还可以协助患者家属处理日常生活中的难题，如时间安排、饮食管理和药物使用等。

(3) 介绍社会资源：同伴支持者可以向患者家属介绍可用的社会资源，如医疗机构、社区服务和专业咨询。患者家属还可以参加由专业医护人员组织的讲座和培训，学习如何更好地照顾和支持患者，以及自我保健方法。另外，通过在线平台、社交媒体等互联网工具，患者家属可以加入虚拟同伴支持群体，随时随地与他人交流。

2. 同伴支持的获取途径

(1) 医疗机构：许多医院都设有安宁疗护专科，可以访问当地医院或诊所，询问是否有安宁疗护专科或相关服务；可以与医院的社会服务部门或患者服务协调员联系，了解他们是否提供同伴支持服务或能推荐相关的支持团体，获取同伴支持的联系方式和活动信息；参加医院举办的健康教育讲座或工作坊，这些活动有时会提供同伴支持的信息。

(2) 社区组织：一些社区组织也提供同伴支持服务，可以联系当地的社区卫生服务中心，询问是否有安宁疗护相关的支持团体或活动，如李嘉诚基金会支持的“人间有情”全国宁养医疗服务计划，通过宁养院提供专业的安宁疗护服务。尝试与当地的社会工作者联系和沟通，他们通常了解社区资源，并能提供相关信息。

(3) 在线平台：现在有许多在线平台提供同伴支持服务，患者家属可以在互联网上搜索安宁疗护同伴支持相关的论坛、社交媒体群组或专门的支持网站，例如，“选择与尊严”网站提供了《我的五个愿望》生前预嘱样本，让人们能够表达自己的医疗意愿，可以加入网络在线论坛参与讨论和交流，获取支持和建议。但是需要注意保护个人隐私，不要在不安全的平台上分享敏感信息。

喘息服务

1. 喘息服务是什么 喘息服务是一种专门为晚期疾病患者及家属提供的综合性服务，旨在改善患者及家属的舒适度和生活质量。它作为一项重要的安宁疗护服务，能够为患者和家属提供全面的支持和照顾，主要通过提供医疗、心理、社会和精神等方面的支持，帮助患者及其家属面对晚期疾病所带来的困难和挑战。在国家政策和各地区的推动下，喘息服务的发展将进一步完善，为更多需要的家庭带来希望和温暖。

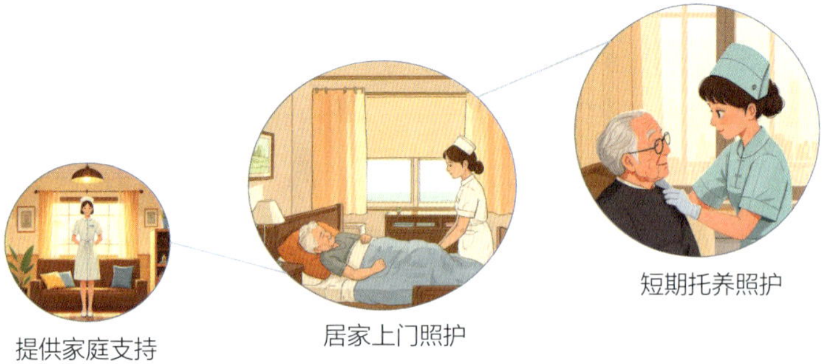

喘息服务

2. 喘息服务能做什么

（1）症状管理：安宁疗护喘息服务团队会针对患者的具体症状，如疼痛、呼吸困难、恶心呕吐等进行评估和处理，制订个性化的症状管理计划，通过药物和非药物的方式来帮助患者缓解不适症状，以减轻痛苦和不适感，从而能够更舒适地度过最后的阶段，提高其生活质量。

（2）心理支持：患者和家属在面对疾病的过程中常常会产生焦虑、抑郁等情绪问题，喘息服务团队将和患者家属紧密合作，提供情绪上的支持，帮助家属应对挫折和焦虑，并提供家属的咨询和指导。

（3）沟通协调：喘息服务团队将与患者及其家属进行积极有效的沟通，解答疑问和担忧，协调医护资源，确保患者得到全面的照顾。

（4）家庭支持：喘息服务还会为家属提供实际的帮助和支持，如提供日常生活的照顾、家居设备的安排等，以减轻家庭的负担。

3. 喘息服务如何获得 我国政府高度重视安宁疗护和喘息服务，在相关政策中鼓励和支持相关机构和团队的发展。国家卫生健康委员会推出了《关于加强我国临终关怀事业发展的提案》，明确提出加强安宁护理服务的发展和实施。2022 年 2 月 21 日，国务院印发“十四五”国家老龄事业发展和养老服务体系规划，提出营造老年友好型社会环境，探索开展失能老年人家庭照护者“喘息服务”。目前，已经在全国开展了安宁疗护工作，家属可以查询自己所在地区的安宁疗护机构，以及具体的喘息服务政策和实施情况。

(1) 社区喘息服务：一些地方推行了社区化的喘息服务模式，将服务延伸到家庭，方便家属能够更好地照料患者。例如，安庆市喘息服务项目中，政府出资为失能老人家庭提供服务，把失能老人接到有医疗资质的养老机构，加以临时性短期照料和看护，既让老人的家属获得一定的休息调整时间，也为老人提供更为专业的康复护理服务。

(2) 公益性喘息服务：一些非营利组织和志愿者团队也在积极推动喘息服务的发展，通过组织义工和捐赠，为患者和家属提供支持和帮助。例如，上海外滩地区的咏年楼实现了“喘息服务”的可持续性，通过汇集各种资源服务社区老人的大平台。公益性喘息服务可以让照护失能老人的家庭成员歇一歇，喘口气，可在一定程度上减轻照护者的身心负担，恢复照护者的精力，增强照护者的信心。

逝者已矣，生者如斯

基耶斯洛夫斯基的电影《蓝色》的开篇，主人公朱丽在车祸中失去了丈夫和5岁的女儿。脖子上打着石膏的朱丽躺在医院的病床上，失去一切的她处于绝望的深渊，吞药自杀被护士及时阻止。她试图通过切断与过去的联系来获取自由，如卖掉房子、扔掉丈夫的乐稿等。然而，她却被过去的记忆和情感所囚禁，内心始终无法释怀。直到她正视过去，完成丈夫未完成的作品，与他人重新建立联系，才真正获得了心灵的自由，最终明白只有接纳和面对记忆，才能走向新的生活。

悲伤是一种正常的情绪反应，它能让人们去感受痛苦、宣泄情感，进而在经历过后慢慢成长、变得更坚强。每个人都会有悲伤的时候，丧亲过程中人们努力调整适应亲人死后的生活，而悲伤机能恰恰是帮助逝者家属接纳丧亲现实必不可少的工具。那么，人们该如何面对患者逝世和丧亲之痛，尽快走出丧亲之痛呢?

接纳哀伤

在丧亲后，逝者家属往往会出现哀伤等负面情绪，长时间压抑自己的情绪，会影响身体健康状态，出现心慌、心悸、头晕、睡眠障碍、肠胃不适、疼痛等表现。而且，长期过度压抑、不表达情感，罹患严重疾病的风险也会随之增加。

1. 哀伤反应的表现　人们在丧失亲人后，往往会经历四个阶段的哀伤反应。

第一个阶段，是亲人去世一周以内，这时的反应主要是麻木和震惊，有的人甚至麻木到仿佛什么事情都没有发生一样。这并非“冷血”，而是机体的一种心理自我保护机制。

第二个阶段是否认期。丧亲者处于否认亲人去世的阶段，还会拼命去寻找逝去的人，渴望再次跟逝去的人取得联系。有的人会不停地拨逝者的电话，想要听到逝者的声音。有的人会通过整理逝者的遗物，寻找和逝者在一起的感觉。还有的人会表现出愤怒，这种愤怒有的是对内的，有的是对外的。比如，有的人会责怪医生没有好好治疗，有的人会自责……

经过以上两个阶段后，就到了必须面对现实的第三个阶段。接受失去亲人的现实，这是一个让人非常沮丧的过程，所以在这个时候，丧亲者会感到无助。如果沮丧的时间过长，如超过半年甚至一年，就可能发展为抑郁，变得消沉，没有斗志，认为生活没有意义。

多数丧亲者在一年内可自行调整过来，然后进入到第四个阶段——重新适应、接受现实、继续生活。

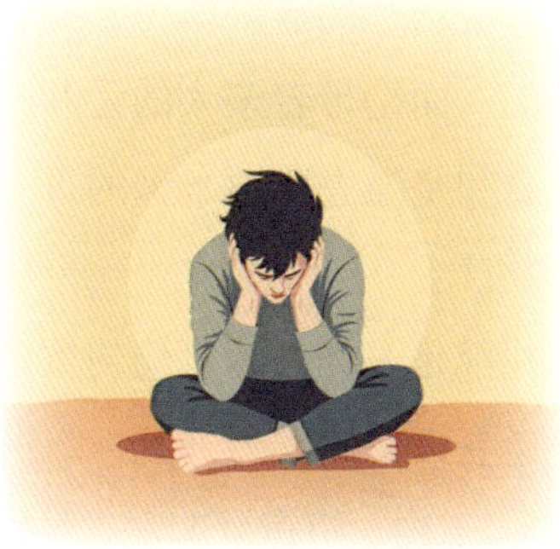

否认现实

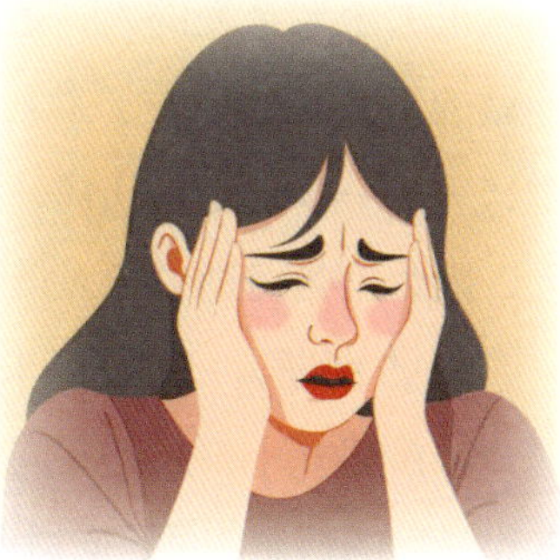

沮丧消沉

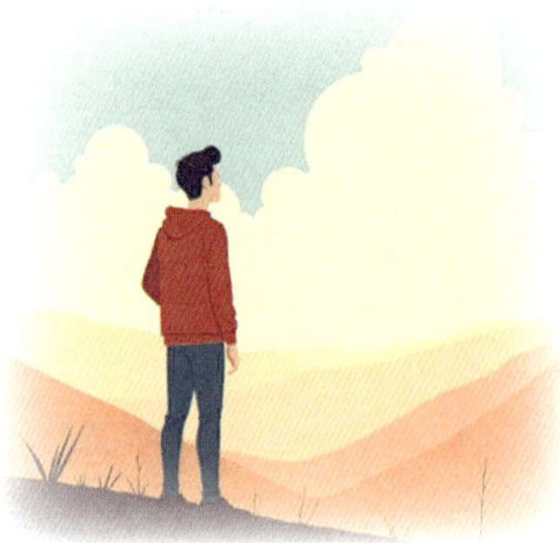

接受现实

2. 表达和接纳哀伤　可以通过举行悼念活动，在事实层面帮助丧亲者找到现实感和确认感。此外，丧亲者应当正视自己的痛苦，充分表达自己的痛苦。最后，当丧亲者的情绪得到处理后，接下来要面对的问题就是如何适应亲人离去后的生活，以及如何面对未来。

安抚哀伤

失去至亲至爱的人，是人们心中永远的痛。作为家属，能做的不是去磨灭关于亲人的记忆，而是带着亲人的爱和希望，一步一步地走出伤痛，用微笑和坚强去面对未来的每一天，因为这是对逝去亲人最好的告慰。

1. 告别逝者　自古以来，葬礼都是人类处理哀伤的重要形式。在葬礼上，人们共同缅怀逝者，彼此安慰悲痛，与逝者作最后的情感沟通，向逝者道爱、道谢、道歉、道别。葬礼仪式活动可以为丧亲者提供一个充分的哀伤过程。首先，通过固定的仪式，提供了特定的时间和空间，完成与死者的分离；其次，众人聚集得以分担痛苦，获得支持；再次，个体的冲突和痛苦用社会和文化可以接受的方式，如致悼词、哭诉等得以表达，情感得到宣泄；最后，清明节的祭扫，是一种有规律性的看望，也是与过去、与逝者的一种情感连接。

2. 寻求慰藉 至亲逝去后，家属感觉到无边无际的孤独与思念。倾诉是缓解哀伤重要的方式。人类需要通过反复倾诉，才能消化内心的种种矛盾、创伤和冲突。除此以外，还可以寻求社会支持团体的帮助。比如，有一些心理支持机构有专门的哀伤辅导团体，把有相似哀伤的人围聚在一起，相互取暖，相互安慰，相互倾诉，相互扶持。

3. 放下愧疚 很多患者家属都会对亲人的逝去产生内疚感。责怪自己当初没有更好地监督和帮助他们保持健康，觉得自己在亲人在世时照顾得不够，或是没能跟亲人好好道别。但是生命的凋零是生命中的一个自然过程，在生死面前人类的力量太渺小，也无法避免，只有去顺应它，让时间慢慢抚平伤痛，从而更加珍惜生命，活出自己的价值。

4. 哀伤辅导 哀伤是人们在失去所爱或所依附的对象（主要是亲人）时常常面临的状态。哀伤辅导是协助人们在合理时间内，引发正常的悲伤，并健康地走完哀伤历程，以增进重新开始正常生活的能力。丧亲者的哀伤辅导内容通常包括情感表达、认知调整、接受现实、应对技巧、寻找意义、社会支持等方面。哀伤辅导的形式可以是一对一的辅导，也可以是团体辅导，根据个人需求和偏好来决定。

(1) 情感表达：哀伤辅导可以帮助丧亲家属处理哀伤反

应，包括愤怒、愧疚、焦虑和无助等感觉。辅导者会引导家属宣泄悲伤情绪，允许悲伤失落，并帮助纠正不良信念，缓解不良情绪。通过回顾、追忆，感受与逝者的情感关系，让家属体验失落与分离带来的痛苦，并协助家属认清哀伤情绪是正常的，鼓励表达哀伤情绪。

（2）认知调整：可以帮助丧亲家属识别和挑战那些可能导致情绪困扰的思维模式。哀伤辅导会引导家属重新评估他们对逝者、死亡以及自身情绪的看法，从而减少自责、愧疚和无价值感。通过认知重构，家属可以学会以更积极和适应性的方式看待自己的经历，有助于逐渐从哀伤中恢复。

（3）接受现实：可以帮助家属接纳亲人即将离去的事实，鼓励向逝者告别，重视他们的分离焦虑和痛苦感受。哀伤辅导还提供善别辅导，引导家属认识生存、临终、死亡和哀伤等事实，思考生命，积极面对人生。

（4）应对技巧：为了有效管理哀伤过程中的情绪波动、日常生活挑战和心理压力。哀伤辅导中可以采用情绪管理、规律生活、自我照顾、问题解决、学习新技能、正念和接受、建立支持网络，以及寻求专业帮助等应对技巧来应对丧亲后的哀伤，增强家属的自我效能感，帮助其在面对丧亲之痛时保持韧性，逐步适应新的生活现实，并找到继续前进的力量。

（5）寻找意义：寻找意义是一个重要的恢复过程。哀伤辅导会帮助家属在丧失中找到新的生活目标和意义，通过重新评估生活价值观、发现新的兴趣和爱好，或者通过志愿服务和帮助他人等行为来找到新的生活目的，这一过程有助于家属从哀伤中找到前进的动力。

（6）社会支持：在患者离世后，哀伤辅导会鼓励丧亲者主动联系亲戚或朋友，同时指导亲友之间相互安慰、倾诉，以此帮助家属获取情感上的支持。指导家属调适丧亲后的负性情绪，提供如哀伤互助小组和心理咨询公益组织的联系方式。使家属适应逝者走后的生活，知晓如何应对日后角色的转变，尽快投入新生活。

重拾生活

患者家属需要重新适应一个逝者不存在的新环境，并将情绪的活力重新投注到其他关系上。适应新的生活状态，并不等同于要忘却过去的一切。但对于许多经历丧失的人来说，他们常常会把开始新生活视为对逝者的背弃，因此难以将自身的内在资源投入到新的对象或关系中。

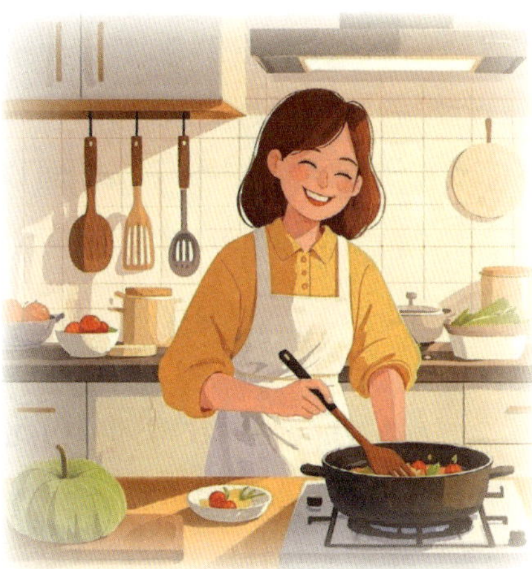

告别哀伤，重拾生活

1. 寻求支持

(1) 建立支持网络：在经历丧亲的艰难时期，朋友和家人的陪伴是极大的安慰，学会主动联系亲朋好友，让他们知道你需要陪伴和支持。接受他人能提供的任何帮助，无论是情感上的倾听还是实际生活中的帮助，不要害怕和担心索取过多。

(2) 倾诉情感：人的一生会产生数不清的意愿和情绪，丧亲带来的情感尤其复杂，找到释放这些情绪的出口至关重要，最直接的方法就是倾诉。与人分享自己的感受和想法，无论是通过面对面的对话还是写信、电子邮件。倾诉可以帮助自己释放积压的情绪，减轻内心的负担。

(3) 表达哀伤：不要压抑自己的情感，允许自己体验和表达愤怒、震惊、悲伤、害怕等情绪。这些都是正常的哀伤反应，给自己足够的时间去适应和处理这些情绪。用自己的方式表达哀伤，无论愤怒、震惊、悲伤、害怕，抑或毫无感觉，都是正常的，要给自己足够的时间来适应新的状况。

(4) 获取专业支持：当自我调适感到困难时，考虑寻求专业的心理咨询或哀伤辅导，这些专业人士可以提供有效的应对策略和情感支持，帮助你更好地理解和处理丧亲带来的复杂情感。

2. 走出孤独

(1) 积极社交：隔绝社交会导致抑郁，因此不要拒绝接触他人，也可以与有相同经历的人聊聊感受。积极参与社交活动，如加入兴趣小组、参加社区活动或志愿服务，这些可以帮助你与他人建立联系，减少孤独感。

（2）自然疗愈：花时间在大自然中，如散步、徒步或园艺，自然的环境有助于平静心灵，提供治愈的力量。试着“走出去”，可以是一次长途旅行，也可以是把自己置身于大自然的一次体验，从美好的事物中汲取前进的动力。

（3）分享经历：加入丧亲支持团体，与那些经历过类似损失的人分享自己的感受和经验，这种共鸣可以提供额外的安慰和理解。

3. 规律生活

（1）恢复日常：重大变故往往会打乱生活节奏，应慢慢让自己回到原来的轨道，尝试恢复日常的生活习惯，如按时起床、健康饮食和适量运动，这些有助于提供生活的稳定性和控制感。

（2）培养爱好：投身于自己感兴趣的活动中，找一个合理的宣泄方式。比如运动、看书、绘画、插花，或是欣赏优秀的影视作品和音乐，这些可以帮助自己转移注意力，找到乐趣和成就感。

（3）情绪宣泄：找到适合自己的情绪宣泄方式，如写日记、绘画、音乐或运动，这些活动可以帮助自己处理复杂的情感。

4. 寻找“重生”

（1）自我反思：每个人都有自己的不足之处，只有认识、了解和接受自己的不完美，才能找到新的力量，才能自在、真实地生活。花时间进行自我反思，识别和接受自己的情感，包括那些看似消极的情绪，这是自我成长和治愈的重要步骤。

（2）设定新目标：为自己设定新的生活目标，无论是职业上的、个人兴趣还是健康目标，这些都有助于找到新的方向和动力。

（3）承担责任：重新评估自己的责任和角色，如家庭、工作或社区中的角色，这些可以帮助自己找到新的意义和目的。

（4）接受变化：理解并接受生活的变化，认识到重新开始并不意味着背叛逝者，而是在尊重逝者的同时，继续生活和成长。鼓励自己从“过去”中走出来，把回忆留在往昔，找到自己继续生活下去的梦想、追求和责任。

（谌永毅　郭俊晨　彭　维　颜逸霞）

中医技术，护航安宁

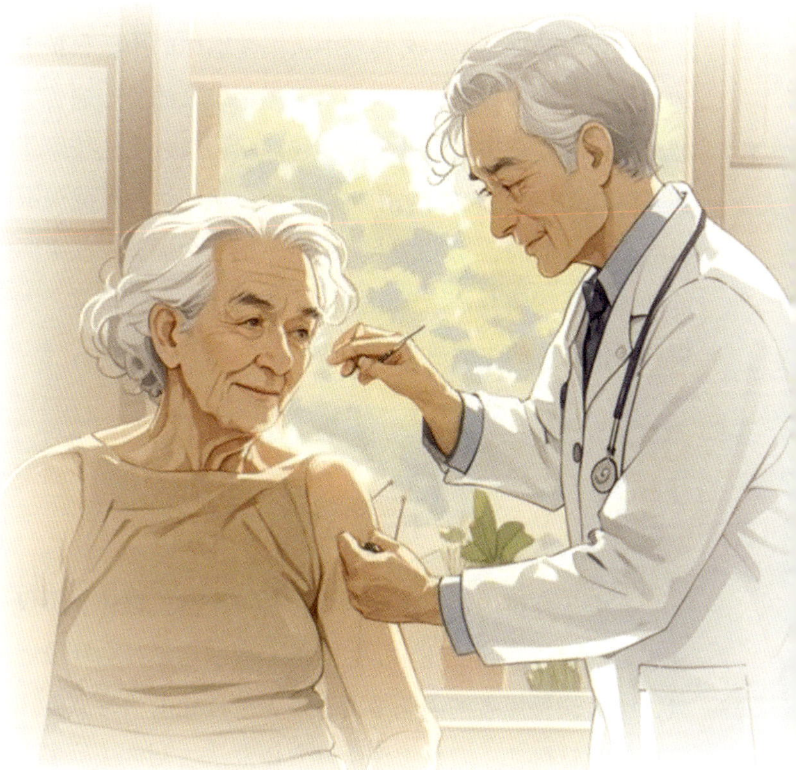

王先生，62 岁，因诊断“直肠癌低分化腺癌综合治疗后半年、合并肝及骨转移”。患者主诉全身多处疼痛、疲倦乏力、精神不振、食欲减退、失眠多梦，口服盐酸羟考酮缓释片后便秘、面色苍白、自汗，止痛效果不佳。舌淡、苔薄白，脉细弱。患者在某肿瘤三级甲等医院就诊以后，才了解自己的病情已接近末期，于是决定回到家里对症支持治疗。

王先生的妻子是一名县级中医医院退休的中医科护士，她采用中医护理技术缓解疾病给王先生带来的身心痛苦。例如，采用耳穴贴压缓解其失眠便秘症状；通过手法按摩使头部经脉气血得以顺畅，阴阳得以平衡，从而达到解除失眠的目的。与此同时，当王先生焦躁时，她还会播放一些柔润沉静的纯音乐缓解其情绪；运用指按法与揉法交替推拿，大大提升了王先生的生活质量。

中医技术与安宁疗护

在安宁疗护中，中医认为人体是一个有机整体，不仅关注患者的身体症状，还注重患者的心理状态、社会环境等因素，通过调整患者的阴阳平衡，制订个性化的治疗方案，也可以通过针刺法、穴位按摩、耳穴压豆法、刮痧法等多种手段，为患者提供针对性的治疗，以缓解患者的疼痛和不适，提高患者的生命质量。

常用中医技术

1. 针刺法 又名“针法”“刺法”，是在中医基本理论指导下，利用金属制成的各种不同形状、型号的针具，采用一定的手法，刺激人体腧穴的一种操作技术。此法可通过刺激腧穴，激发经络之气，调整脏腑功能，以疏通经络、行气活血、调和阴阳、扶正祛邪，而达到防病治病的目的。患者在口服镇痛药物效果不佳时，可以配合接受针刺法止痛，可以大大提高止痛效果，应选择专业医师进行操作，并注意个体差异和安全事项。

2. 推拿与按摩 又称“推拿疗法”“按摩疗法”“伤科按摩”等，是中医外治疗法之一，也是人类最古老的一种自然疗法。从性质上来说，它是一种物理的治疗方法。从按摩的治疗上，可分为保健按摩、运动按摩和医疗按摩。

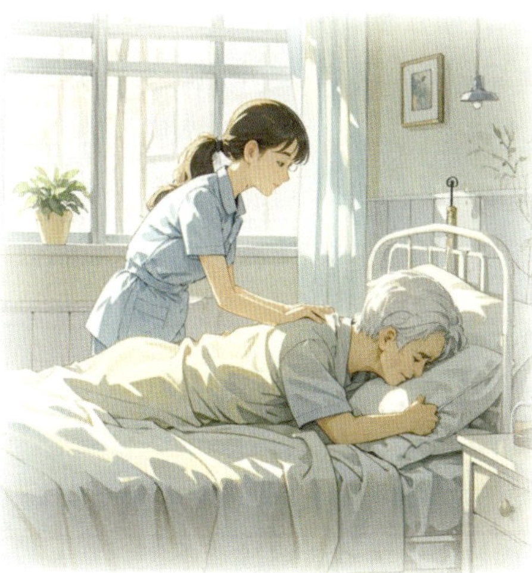

推拿按摩

推拿按摩的基本手法有很多，包括推法、按法、摩法、揉法等。这些手法各有其特点和作用，可以根据不同的病症和需求进行选择和组合。

然而，推拿按摩并非人人适用，对于某些人群，如骨质疏松患者，有严重心脏病、高血压等疾病者，以及一些特殊部位的损伤，需要避免或谨慎使用。因此，在选择推拿按摩时，应咨询专业医生或推拿师的建议。很多时候王先生的妻子使用按摩技术，按摩相应穴位增强止痛效果，缓解便秘及恶心呕吐等症状，配合以下相关穴位。

(1) 合谷穴：位于双手虎口肌肉高起之处。左右两边轮流按揉，会产生略微酸麻胀痛之感，具有缓解多种类型疼痛的效用，是著名的止痛穴位。

(2) 内关穴：手腕内侧与手掌相交的横纹，往上约三指宽度，位于两条筋交会的凹窝处。可改善胃痛、心绞痛、胸闷不适等症状，如有恶心呕吐症状，也具有缓解的效用。

(3) 阳陵泉穴：位于小腿外侧，当腓骨头前下方凹陷处。中医认为筋会阳陵泉，该穴位为脏、腑、气、血、筋、脉、骨、髓汇集的八会穴，可缓解肩颈、脊椎的疼痛，有助于舒缓全身紧绷、帮助睡眠。

(4) 足三里穴：位于膝盖下方四指宽之处。为养生保健的重要穴位，可改善肠胃消化道症状，例如胃口不佳、腹胀、腹痛等。

(5) 三阴交穴：位于小腿骨内侧，从脚内踝往上四指宽之处，胫骨内侧缘后方处。可改善下腹疼痛，以及妇科疼痛等问题。

（6）委中穴：位于膝盖正后方，两条筋正中央凹窝之处。可改善腰、背、脊椎处的疼痛。

3. 耳穴压豆法 是用胶布将药豆或磁珠准确地粘贴于耳穴处，给予适度的揉、按、捏、压，使其产生热、麻、胀、痛等刺激感应，以达到治疗目的的一种外治疗法。耳穴压豆法又称“耳穴埋豆法”。耳者，宗脉之所聚也。故人体脏腑气血功能失调所引起的疾病在耳廓特定区域产生相应的敏感点，这些敏感点与其相对应的脏腑通过经络相关联，对这些敏感点即耳穴施予一定的刺激就能通过经络的传导产生调节脏腑气血的功能。神门可镇静止逆，胃、肝可疏肝郁、降胃气，膈、交感可抑制膈肌兴奋，皮质下镇静安神止逆。此法操作简便每周1~2次，疗效独特且稳定。宜留置3~7天，根据病情嘱患者定时按揉。应选择中医专科护士进行操作，相应症状贴压相关穴位，并注意个体差异和安全事项。

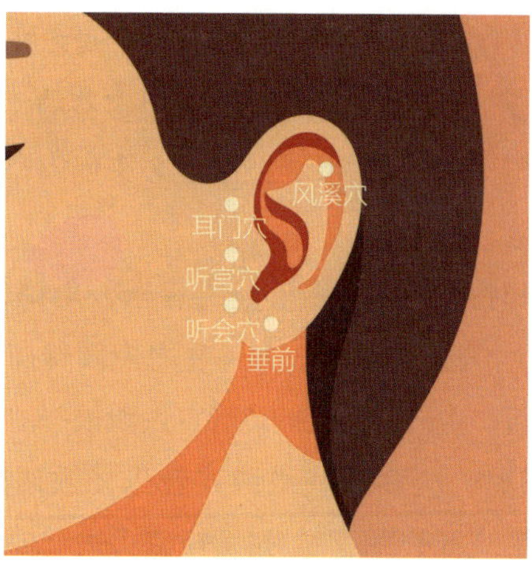

耳穴压豆

中医心理疗法

终末期患者常出现悲伤、恐惧、焦虑、绝望等复杂的心理变化，中医情志护理常用的方法有说理开导法、释疑解惑法、宣泄解郁法、移情易性法、顺情从欲法，特别是以五音疗法。五音疗法在情志护理方面，强调用五音（宫、商、角、徵、羽）入五脏（肝、心、脾、肺、肾）的方法，来调节五脏的生理功能，相当于现代的音乐疗法。安宁疗护的患者常有孤独、悲哀、暴躁、绝望、焦虑、愤怒、烦躁不安等不良情绪就可根据五音原理。

王先生妻子根据患者不同的情绪使用下列方法进行治疗。

(1) 孤独苦闷时：应多听些宫调式音乐，宫调式音乐具有“土”之特性，通于脾。如《春江花月夜》等，此类乐曲悠扬沉静、亲切清新，如暖流入心，清风入梦，净化心灵，使其从忧虑及痛苦中解脱出来。

(2) 悲哀、痛苦欲绝时：应多听些商调式音乐，商调式音乐具有“金”之特性，通于肺。如贝多芬的《第五命运交响曲》，此类乐曲高亢悲壮，能发泄心头郁闷，抒发情感，使人情绪松弛。

(3) 愤怒时：应多听些角调式音乐，角调式音乐具有“木”之特性，通于“肝”。如《春之声圆舞曲》等，此类乐曲亲切清新、生机蓬勃，能疏导、发泄愤怒的情绪。

(4) 绝望时：应多听些徵调式音乐，徵调式音乐具有“火”的特性，通于“心”。如《轻骑兵进行曲》等，此类乐曲热烈欢快、活泼轻松，能重新唤起对美好未来的希望。

（5）暴躁时：应多听些的羽调式音乐，羽调式音乐具有“水”之特性，通于肾。如小提琴协奏曲《梁山伯与祝英台》等，此类乐曲清纯、苍凉、柔润，能缓和、克制急躁情绪。

总之，安宁疗护患者的心理状态是复杂多变，患者家属根据不同情况，选择不同音乐，使其不良情绪得到疏解，平静、安详地面对治疗及生命的进程。

中国传统运动疗法

中国传统运动疗法又称“传统体育疗法”，是一种将具有我国特色和优良传统的运动锻炼形式与中医理论和方法相结合的治疗方法。中医传统运动疗法可以通过调理气血、疏通经络，缓解患者的疼痛、疲劳等症状，提升其整体的生活质量和舒适度，在安宁疗护中具有独特的优势。

在中医传统运动疗法中，八段锦是常见的养生功法。通过微运动提升人们的阳气、调畅气血，进一步增强体质，提高机体防病能力。在中医理论中，人体的生命活动是由气血运行调节的，而运动疗法通过调整身体的运动活动，可以改善气血的流通，调整脏腑功能，从而达到促进人体健康的目的。

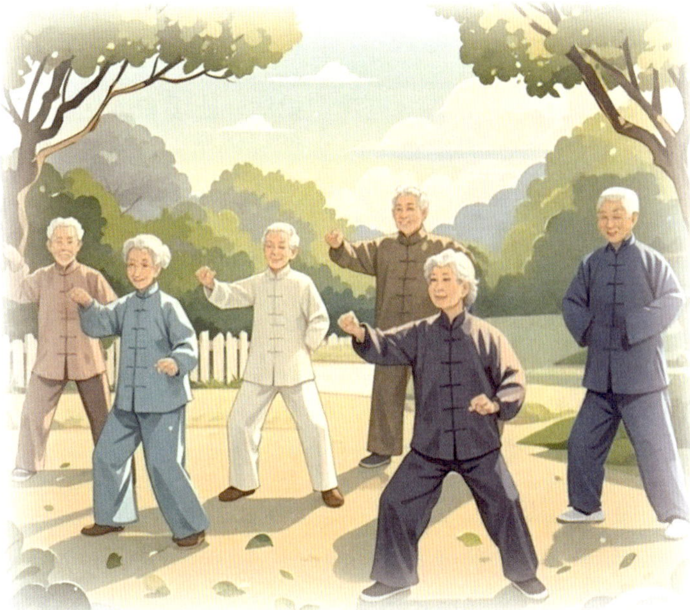

八段锦

安宁疗护患者常见症状的中医照护

疲劳与体力不支的中医照护

在中医理念中，疲劳与体力不支是身体内部的能量失衡与功能失调的表现。疲劳通常是长期消耗体力或过度劳累导致肝气郁结和脾胃虚弱所引起。气郁结则会阻碍气血的运行，导致疲劳、疼痛、易怒等症状。脾胃虚弱则会影响消化吸收和营养供应，导致体力不支、食欲不振等症状。

1. 饮食调理

（1）可以温火熬制小米粥、红枣汤、菊花茶等，有助于体力的补充。

（2）患者家属选择药食同源的药物如党参、黄芪、当归、枸杞、莲子、桂圆、红枣、淮山、薏苡仁等与鸡肉、猪肉、鸽子、鱼类、排骨、粳米等一起烹饪，定期服用。

（3）患者家属常采用参须、黄芪、党参、枸杞等泡水代茶饮也能起到一定的益气扶正的作用。

2. 推拿按摩 中医推拿按摩可以促进经络气血的畅通，增强身体的机能。可以通过推拿按摩背部、腿部、头部，以及各个关节，来放松肌肉、活血化瘀，缓解疲劳感，应选择专业医师进行操作，并注意个体差异和安全事项。

3. 穴位敷贴 常采用黄芪、当归、肉桂、三七等药物敷贴神阙穴、关元穴、气海穴、足三里穴、三阴交穴等穴位及脏腑腧穴达到补虚通络的作用。应选择中医专科护士进行操作，并注意个体差异和安全事项。

4. 刮痧法 对于因痰、湿、瘀导致的乏力可采用轻柔的刮痧手法化痰除湿，疏通经络。应选择中医专科护士进行操作，并注意个体差异和安全事项。

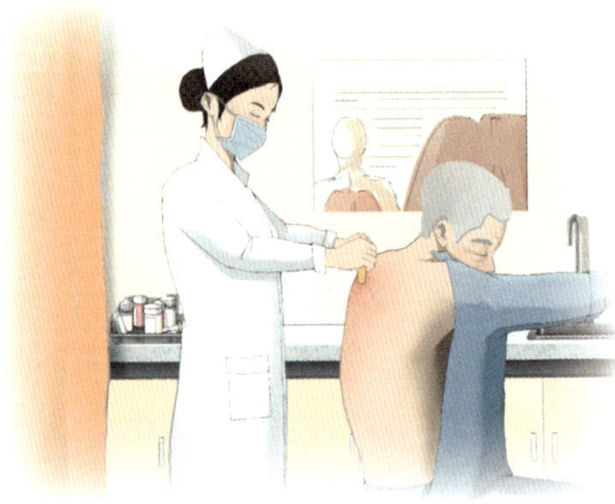

刮痧法

5. 中国传统运动方法 八段锦等中医特色的传统运动，外强筋骨、导引内息，有助于调动全身精、气、血的舒筋活络，起到提高脏腑功能和体能的目的。家属陪着患者对着八段锦音乐视频练习，活动次数以病人耐受程度为宜。

压力与焦虑的中医照护

中医认为，压力与焦虑可以导致身体的温度不平衡，影响人的健康，而人体的体温又是通过心脏和肝脏的运行来调节。当人处于压力和焦虑的状态时，心脏和肝脏功能会受到影响，导致体温的调节失调。安宁疗护患者通过调节心脏和肝脏的功能可以改善压力与焦虑带来的体温不平衡，缓解压力与焦虑。常用的调理方法包括调节饮食、进行适量的运动、保持良好的情绪等。

1. 饮食调理 中医认为饮食与情绪有着密切的关系。

适当调整饮食结构，增加摄入富含维生素B、维生素C和镁食物，可以适当调节压力，而这类食物在调节情绪方面具有重要的作用。

2. 推拿按摩 通过推拿按摩可以促进血液循环，舒缓肌肉紧张，改善身体的舒适感。以下是一些常用的中医推拿按摩手法。

(1)捏揉法：将大拇指和食指捏起肌肉，从上到下反复揉搓，以促进血液循环和舒缓紧张的肌肉。

(2)推拿法：用掌心、指腹等部位轻轻推拿身体不同部位，可以选择头部、颈部、肩部、手臂等区域进行按摩，以舒缓神经和肌肉紧张。

(3)点按法：用拇指、食指等指尖在特定穴位上点按，例如太阳穴、风池穴、涌泉穴等，有助于舒缓头痛、焦虑等症状。

(4)揉腹法：使用手掌或指腹顺时针方向在肚脐周围轻柔揉动，有助于调理消化系统和缓解紧张情绪。

应选择专业医师进行操作，并注意个体差异和安全事项。

3. 气功练习 气功是一种古老的中医养生方法，通过调节呼吸和姿势来调和身心的练习方法。可以帮助人们平静心态，减轻焦虑和压力。以下是一些常见的气功练习方法，可以帮助缓解压力和焦虑。

(1)腹式呼吸：患者可以坐下或躺下，放松身体，将注意力集中在腹部。慢慢深吸气，让腹部随着气息膨胀，然后慢慢呼气，腹部收缩。重复这个过程数次，让自己的呼吸变得深而稳定。

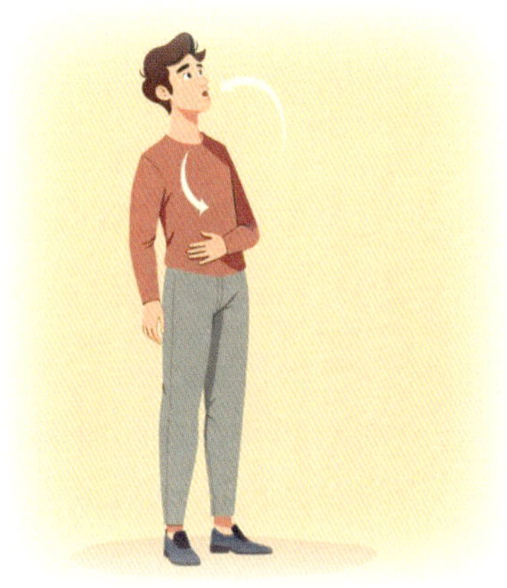

腹式呼吸

（2）关注呼吸：患者找一个舒适的姿势，闭上眼睛，开始专注于你的呼吸。观察你的呼吸如何进入和离开你的身体，尽量保持专注。当思绪开始漫游时，轻轻地将注意力带回到呼吸上。

（3）气功放松：患者选择一个舒适的姿势，如坐下或站立。慢慢地将目光投向前方，并深吸一口气。随着呼气，慢慢将身体放松并垂直于地面。让重力帮助你放松肌肉，感受到身体的轻盈感。

失眠问题的中医照护

在中医理论中，人体的睡眠活动与心、肝、脾、肺、肾等脏腑器官的功能密切相关。如果脏腑功能失调，就会影响睡眠质量。可通过以下中医护理方法帮助患者改善睡眠：

1. 饮食调理 中医认为饮食与睡眠密切相关，建议晚餐时间要合理安排，避免过饱和食用刺激性食物。患者家属可以选择一些有助于安眠的食物，如燕麦片、香蕉、牛奶等。

2. 身心放松 通过调整身心状态来缓解睡眠问题。可以进行冥想、深呼吸、放松按摩等方法，患者家属配合放松音乐来帮助放松身心，舒缓压力。

3. 刮痧法 可选择头颈部、耳部、背部、上肢及前胸上的穴位，如百会穴、四神聪穴，风府穴、风池穴、安眠穴、耳穴、肩井穴，大椎穴等，以轻柔的手法进行短刮。应选择中医专科护士进行操作，并注意个体差异和安全事项。

4. 耳穴压豆 将王不留行籽在耳部对相应穴位进行按压，通过刺激穴位或反应点，达到宁心安神，调节阴阳平衡之功效。应选择中医专科护士进行操作，并注意个体差异和安全事项。

5. 头部穴位按摩 通过手法按摩上星穴、印堂穴、头维穴、攒竹穴、丝竹空穴、百会穴、太阳穴、风池穴、肩井穴等穴位，使头部经脉气血得以顺畅，阴阳得以平衡，从而达到解除失眠。应选择中医专科护士进行操作，并注意个体差异和安全事项。

6. 中药足浴 患者家属将医生开好的对症中药药物煎汤后进行足浴，让药物有效成分在水的温热的作用下，通过皮肤渗透到人体血液循环，以起到促进机体气血运行、养心安神的作用。

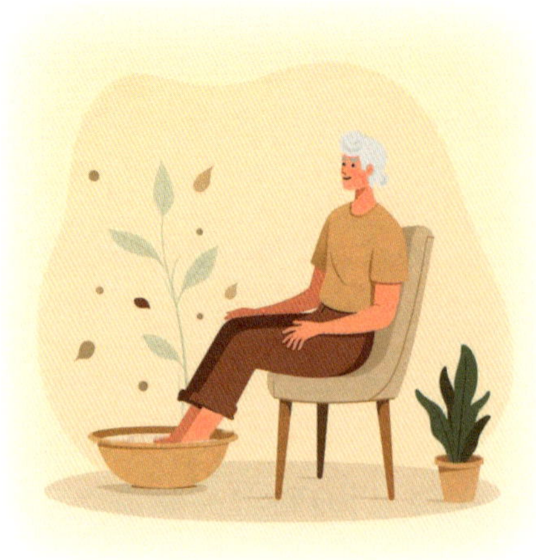

中药足浴

7. 五音疗法 根据脏腑经络与五行之间相生相克的关系，选择相应调试的音乐以改善失眠。

8. 熏蒸浴洗 家属在患者睡前可以尝试熏蒸一些具有镇静作用的中草药，如艾草、迷迭香等。患者洗澡时可使用支持安眠的芳香精油，有助于放松和舒缓。

9. 调整生活习惯 保持规律的作息时间，建立良好的睡眠习惯。避免太阳暴晒、电子产品过度使用，尽量保持室内外环境的清静。

（袁玉莲 李伟玲 刘 英）